Ingrid Schlieske, Hildegard Kita

Mit Dr. Küche und Dr. Garten
jung, gesund und voller Energie ein Leben lang

ISBN 3-7999-0269-4

Herausgeber: Taris Schlieske
Fotos: Kirsten Breustedt, Berlin/
Roland Krieg, Waldkirch: 11/59/106/108/110/111-115/118/120/131/134/136/
137/140/142/146/156/161/164/
Sigrid Roßmann, Frankfurt/Nina Schlieske, Berlin
Gestaltung: Sigrid Roßmann, Frankfurt
Fachliche Beiträge: Nina Schlieske

Inhaltsverzeichnis

Pfiffige Salatdressings

Lunch oder Dinner

Rezepte mit Gemüse von A wie Aubergerine bis Z wie Zucchini

Dr. Küche und Dr. Garten
Was können sie für dich tun?

Mit den beiden erfahrenen Experten Dr. Küche und Dr. Garten stellen wir dir die besten Spezialisten vor, die es auf dem Gebiet des Anti-Aging gibt.

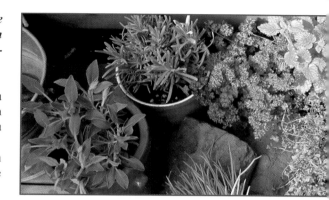

Sie sind die Geheimnisträger, die garantiert dazu verhelfen können, jung und elastisch zu bleiben und das biologische Alter weit nach hinten zu verschieben.

Das System, das sie dir bieten, ist sehr einfach und hat eine lange, heute etwas vernachlässigte Tradition.

Über Tausende von Jahren wurden Erfahrungen mit der Heilwirkung der Nahrung und Anwendung von Kräutern gemacht. Diese konnten von Generation zu Generation weitergegeben werden.

Das änderte sich erst, als die Kirche die Anwendung von Heilkräutern als Hexenwerk verfolgte und natürliches Heilen als Teufelszeug verschrie.

Kostbares Wissen verschwand auf diese Weise. Den Rest besorgte unsere Wohlstandsgesellschaft.

In der Euphorie, die den Überfluss begleitete, gönnt man sich nun was. Es herrscht jetzt das „Prinzip Genuss".

Bar jeder Vernunft wird der Körper nun mit genau der Nahrung belastet, die der Gesundheit schweren Schaden zufügen kann und die den Alterungsprozessen Vorschub leistet.

Und wer achtet schon auf Lebensmittelzusatzstoffe und Nebenwirkungen bei moderner Medizin, für die die Pharmaindustrie immer neuere Varianten entwirft.

Wer denkt schon an Spätfolgen und schwere Vergiftungen, die sich im günstigsten Fall als Allergien darstellen.

Dr. Küche und Dr. Garten treten mit ihren einfachen Methoden den Beweis an, dass die Natur genau die Mittel zur Verfügung hat, um Mensch und Tier zu strahlender Gesundheit und Jugendfrische zu verhelfen.

Von beiden Experten kannst du dich ab sofort beraten lassen.

Die Autorinnen

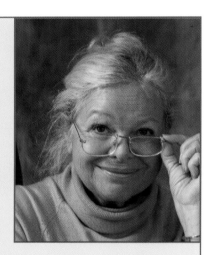

Ingrid Schlieske

Diese junge Frau von 66 Jahren ist der lebende Beweis für ihre Thesen.

„Ich fühle mich heute doppelt so gut wie vor 20 Jahren, und ich glaube fest daran, dass ich mich in 20 Jahren doppelt so gut fühle wie heute."
Das ist ihre Aussage, mit der sie gerne ihr Befinden kommentiert.

Ingrid Schlieske ist die Autorin zweier Werke über Meridian-Energie-Therapien und mehrerer überaus erfolgreicher Ernährungsbücher.
Dabei ist ihr wichtigstes Motto:
„Du bist, was du isst."
Keineswegs predigt sie freudlose Disziplin. Vielmehr hat sie sich durchaus auch dem Genuss verschrieben.

Aus nahezu 25 Jahren Beschäftigung mit dem Thema Ernährung und dem Betreuen von unzähligen Seminaren mit über 200 000 Teilnehmern verfügt sie über einen einzigartigen Erfahrungsschatz.

Selbst Vegetarierin aus Überzeugung, „missioniert" sie jedoch ihre Leser in keiner Weise, sondern toleriert ein „Sowohl-als-auch".
Sie überzeugt mit einleuchtenden Argumenten und Ratschlägen, die sich auf der Stelle praktisch umsetzen lassen.

Hildegard Kita

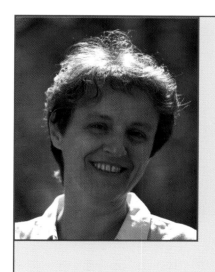

ist eine erfahrene Kräuterfrau, die sich weit über die Grenzen von Wetterau und Vogelsberg einen guten Namen gemacht hat. Sie ist eine Heilkundige, die sich bestens auskennt in der Apotheke der Natur.

Mehrmals im Jahr veranstaltet sie Kräuterwochenenden und unterrichtet die Teilnehmer in der Herstellung von Tees, Salben und Tinkturen. Ihre Auffassung ist, dass wahrhaftig gegen die meisten Leiden ein Kräutlein gewachsen ist, der Mensch braucht sich nur danach zu bücken.

Wir dürfen uns aus diesem reichen Sortiment üppig bedienen, ohne beängstigende Nebenwirkungen befürchten zu müssen.

Gesundheit, ein jung gebliebener Körper und ein strahlendes Aussehen sind mit Hilfe von Kräutern, Pflanzen und der Heilwirkung der Nahrung oftmals erstaunlich rasch zu erreichen.

Hildegard Kita hat in der Verbreitung des alten Kräuterwissens ihre Lebensaufgabe gefunden. Sie weiß, dass diese Kunde einzigartige Unterstützung dabei bietet, den Körper zu regenerieren und wieder ungeahnte Vitalität zu erreichen.

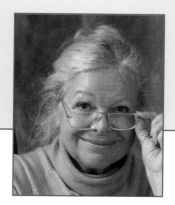

Ingrid Schlieske

Anti-Aging mit Dr. Küche

Meine
eigenen Erfahrungen

Hallo liebe Leserin, lieber Leser,

heute bin ich 66 Jahre alt und fühle mich körperlich und seelisch so gut wie nie vorher in meinem Leben.

Aber auch geistig bin ich so fit wie ich es in jüngeren Jahren nicht war. Dabei gehörte ich bis vor 25 Jahren eher zu den Energielosen, den Schlaffen und gelegentlich auch Depressiven.

Es ist schon sonderbar, dass ich solche Befindlichkeiten damals als schicksalsgegeben hinnahm.

Gut, ein einfallsreicher und fleißiger Mensch war ich schon immer. Aber mit einem extrem niedrigen Blutdruck geschlagen. Ich kämpfte mich regelmäßig morgens in den Tag und wurde erst gegen Nachmittag überhaupt ein Mensch. Vorher hatte ich nur pflichtbewusst funktioniert.

Mit keinem Gedanken wäre ich in den jungen Jahren auf die Idee gekommen, dass ich ganz alleine diese müde Situation hätte beenden können.

Wer sprach damals schon von Ernährung, von Bewegung, von Kräutern aus dem Garten, von geistigem und seelischem Training und von Meridian-Energie-Therapien wie Akupunktur, Japanisches Heilströmen oder auch von Homöopathie?

Dafür nahm ich früher freudestrahlend die Segnungen des beginnenden Wohlstandes, die den entbehrungsreichen Nachkriegsjahren folgten, für mich in Anspruch. Schließlich hatte man Hungerzeiten erlebt und notgedrungen Verzicht auf praktisch alles Leckere geübt.

Nun aber waren die Geschäfte voll. Nicht nur Sattessen war wieder möglich, nein, man konnte genau das in sich hineinstopfen, worauf man just in diesem Moment Appetit hatte und was so lange schmerzlich vermisst worden war.

In dieser Zeit begannen die Menschen unglücklicherweise ihre ursprünglichen, gesunden Ernährungsgewohnheiten umzustellen.

Sie hörten auf, die Signale des Körpers zu beachten und lebten nur noch nach dem Lustprinzip.

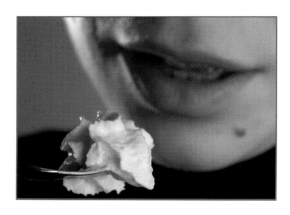

Durch die üppigen Angebote verführt, wurden aus nährenden Speisen – Schadstoff-Mahlzeiten.

Ich kann mich noch gut daran erinnern, wie damals von Restaurants die Rede war, in denen es Schnitzel gab, die „größer als der Teller" waren. Dazu gab es dann einen Berg mit fettigen Pommes frites. Ein Riesenklecks Ketchup oder Mayonnaise vollendete das Mahl, das zu des Deutschen liebstem Menü avancierte.

Gerade zu dieser Zeit floss Nutella auf das Frühstücksbrötchen unserer Kleinen und ist bis heute nicht mehr davon zu vertreiben. Gelegentlich durfte es noch etwas Fleischsalat oder allenfalls ein wenig Wurst sein. Aus, basta!

Größer war das Frühstücksspektrum nicht. Dazu wurde literweise Kaba, der „Plantagentrank", geschlürft.

Mittags dann brachte zur damaligen Zeit das knusprige Hähnchen etwas Abwechslung in die Gourmet-Fantasie der Bürger. Und dann ergriffen Nudeln das Kommando und wurden später durch Pizza ergänzt.

Und es gab – endlich – massenhaft Kuchen, Torten und immer neue Variationen von Süßigkeiten. Dies alles führte zu unmäßigem Mehressen und verführte eine ganze Nation zu unkontroliertem Essverhalten.

Obst, Gemüse und Salat? Fehlanzeige!

Solches Grünzeug gehört doch zu ärmeren Zeiten, oder? Die aber haben wir doch gerade hinter uns gelassen ...

Dafür gibt es jetzt „gute Butter" satt.

Und endlich konnte man essen, was man wollte, und nicht das, was man musste, weil nichts anderes verfügbar war.

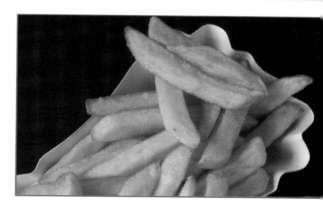

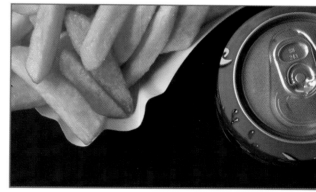

Leider gehörte auch ich zu den Bürgern, die sich von dem Überangebot verleiten ließen und kräftig zulangten.

Meine beiden ältesten Kinder sind 1960 und 1962 geboren. Gerade in die Hoch-Zeit von Hot Dog und Co hinein. Dabei hatte ich sie als Baby noch genau so ernährt, wie auch ich groß geworden bin. Nix mit Gläschen und Fertigmilch.

Aber dann ging es los.

Schon im Kindergartenalter hatten die Kleinen genaue Vorstellung von dem, was sie essen wollten. Gesundes gehörte nicht dazu.

Dafür üppige Brötchen mit einem Negerkuss drauf, Toast mit Schinken und Eiern, Nutella, die besagte Schokocreme, Hot Dogs, fette Pizza und ähnliche Energie-Killer.

Das Schlimmste war, ich ließ das alles zu.

Schließlich ruinierte ich ja gerade meine eigene Gesundheit sorgfältig mit Hilfe ganz ähnlicher Gepflogenheiten.

Was Wunder, dass 20 Jahre lang der tägliche Griff zur Abführpille zu meinen Morgenritualen gehörte. Damit habe ich chronisch meinen gesamten Verdauungstrakt geschädigt.

Und – ich habe mir in diesen Jahren durch den ausdauernden Kohlenhydratkonsum eine ausgewachsene Esssucht regelrecht antrainiert. Von dem Ramponieren meiner Bauchspeicheldrüse einmal abgesehen.

Aber auch Rheuma ist lebenslange Folge meiner, wie ich heute weiß, wenig empfehlenswerten Ernährungsweise von damals.

Ja, heute weiß ich das. Und auch, dass ich gegen die entstandenen Schäden bis ans Ende meiner Tage ankämpfen muss.

Schlimm ist, dass erst meine jüngste Tochter, die 14 Jahre nach den älteren Kindern geboren wurde, von meinem späteren Ernährungswissen profitieren konnte.

Mir ist erst heute deutlich bewusst, dass von Anfang an die Ernährungs- und Lebensweise entscheidend ist für die Gesundheit, die den Menschen für immer begleitet.

Das bezieht sich auf Organ- und Knochen-Gesundheit, die Qualität der Zähne, den Energiehaushalt, aber auch auf seine Stimmungslage und das Aussehen.

Die modernen Menschen interessieren sich zum Glück zunehmend für ihre Gesundheit. Und diese kann heute jeder mit natürlichen Mitteln genau nach seinen Vorstellungen gestalten.

Ich wünsche mir, dass ich mit meinen Erfahrungen dazu beitragen kann, dass du spätestens nach der Lektüre dieses Buches ein Gesundheitskonzept für dich entwirfst. Und ich wünsche dir die Konsequenz, deine Pläne sogleich umzusetzen.

Herzlichst
Deine

Ingrid Schlieske

Angeborene
Gesundheitsschwächen
Das genetische Erbe – ist es zu besiegen?
Jawohl, in den allermeisten Fällen

Krankheiten, Neigung zu Übergewicht, Bluthochdruck, Diabetes, zu hohe Cholesterinwerte, Krampfadern, Verstopfungen, ein empfindlicher Magen, Allergien – sind diese Leiden wirklich von Müttern, Vätern oder anderen Vorfahren ererbt und unvermeidbares Schicksal?

Tatsächlich kann jedermann eine Verbesserung seiner Befindlichkeit, ausgehend von seinen ureigenen Möglichkeiten, erreichen.

Es gibt Menschen, die sich durch ihre Lebensführung extrem gegen ihre Gesundheit versündigen und dennoch lebenslang keine Folgen auszubaden haben. Sie sind einfach gesegnet mit überaus stabilen gesundheitlichen Voraussetzungen. Andere kränkeln ewig und müssen pausenlos ankämpfen gegen gesundheitliche Einbrüche körperlicher und seelischer Art.

Um bestmögliche gesundheitliche Ergebnisse zu erzielen, ist es nötig, erst einmal eine ehrliche Bilanz zu ziehen:

- ■ Wie habe ich mich früher gefühlt?
- ■ Wie ist mein aktueller Zustand?
- ■ Wo sind meine Möglichkeiten angesiedelt?
- ■ Wo meine Grenzen?
- ■ Und wo genau will ich hin?
- ■ Was will ich für mich erreichen?

Erst nach einer solchen Analyse kann ein persönliches Anti-Aging-Konzept entworfen werden. *(Anti-Aging engl. gegen das Altern)*

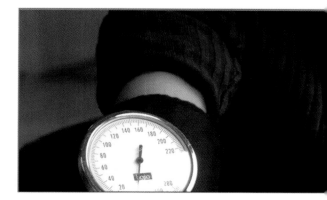

Hadere nicht damit, dass es Mitmenschen gibt, denen Gesundheit und Vitalität kampflos in den Schoß fallen. Das wäre reine Energieverschwendung.

Akzeptiere lieber, dass du selbst jetzt den Kampf aufnehmen kannst, um für dich die bestmögliche Lebenskraft zurückzuerobern und eine glanzvolle Befindlichkeit zu erreichen.

Mit dem freudigen Annehmen deiner eigenen Möglichkeiten gewinnst du die Lust dazu, den Weg zu gehen, der steil nach oben führt, zu dem Ziel, das da heißt: „Ich führe ein energievolles und intensives Leben!"

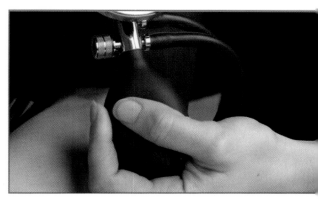

Alt sein ist
Aberglaube –
davon sind wir zutiefst überzeugt

Viele Menschen haben eine Riesenangst vor dem Alter. Geht es dir auch so?
Der Blick in den Spiegel zeigt Fältchen, die sich weiter vertieft haben. Die Haut ist weniger straff, nicht mehr so elastisch, und oftmals verändern sich die Gesichtszüge.
Einerseits ist da die Trauer über die schwindende Jugend, andererseits ergreift den Betroffenen Panik vor weiteren entstellenden Veränderungen.
„Wie weit ist es noch, bis ich richtig alt bin, gebrechlich vielleicht, oder pflegebedürftig und gewiss auf Hilfe angewiesen?"

Vielleicht ist die soeben erworbene Eigentumswohnung bereits im Hinblick auf künftiges Siechtum ausgesucht worden? Befindet sie sich dafür im Erdgeschoss, damit in den späten Jahren das Treppensteigen entfällt? Beobachtet man jetzt schon ängstlich jedes Knacken in den Gelenken, die müden Glieder, das Erschöpftsein, bevor der Tag zu Ende geht?
Ah – und ist man nicht anfälliger gegen Infekte geworden? Auf jeden Fall braucht der ältere Mensch viel längere Zeit, um sich zu erholen.

Mal Hand aufs Herz, hast du solche Überlegungen ebenfalls?
Aber – alles das ist reiner Aberglaube, davon wollen wir dich überzeugen.
Es gibt lahme junge Menschen, die sich krank und angeschlagen fühlen, und es gibt hinfällige ältere Leute, die fest daran glauben, dass ihre Gebrechen einfach zu ihrem Alter gehören.
Und das genau ist das Thema, über das wir sprechen müssen.
Eines lässt sich nicht leugnen – das geben wir zu: In der Jugend bekommt man Gesundheit und eine riesige Energie geschenkt.
Wenn man älter wird, muss man sich Vitalität immer wieder neu erobern.
Und dafür wird das „Instandhaltungsprogramm" durchaus auch ein wenig aufwändiger.
Aber der Lohn für relativ wenig Mühe ist eine Jugendlichkeit, die bis ins hohe Alter bewahrt werden kann. Das gilt für innen wie außen.
Wichtig dafür ist, die Verantwortung für die eigene Befindlichkeit selbst in die Hand zu nehmen.
Es zwickt irgendwo?
Dann rufe nicht gleich nach dem Medikament, das schnelle Hilfe bringt. Vielmehr muss deine Überlegung sein:

- Was kann ich trainieren, um die Beschwerden zu besiegen?
- Wie muss ich meinen Ernährungsplan verändern?
- Welcher Tee kann getrunken werden, welcher Umschlag hilft?
- Welche Anwendungen aus der Natur kann ich noch nutzen?
- Was an meiner Lebensführung hat möglicherweise zu meinen Leiden geführt?

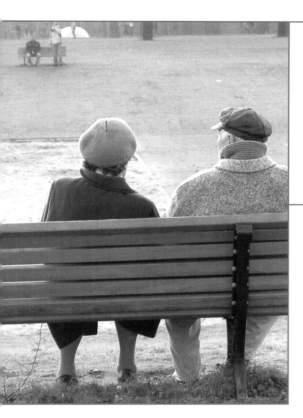

Du bist selbst dafür verantwortlich, wie du dein Alter erlebst

Wenn du Altsein erwartest, wirst du alt sein. Ist die Gewissheit in dir verankert, dass du gesund und autark bleibst bis zuletzt, kannst du damit rechnen, dass es genauso kommt.

Einer der großen Irrtümer unserer Zeit ist, dass Altern eine Krankheit ist.
Befreie dich von dieser Idee. Sie alleine ist es, die Blockaden setzt und Jungbleiben verhindert.

Unser Unterbewusstsein folgt willig allen Überlegungen. Wenn ihm ständig signalisiert wird, dass der Verfall nicht aufzuhalten ist, richtet sich die Funktion jedes Organs, jeder Zelle nach genau diesen Richtlinien.
Jeder von uns kann in jedem Lebensalter von Krankheiten gequält werden. Das kann absolut auch in jungen Jahren passieren. Deine Aufgabe aber ist es immer, den Kampf dagegen aufzunehmen. Wer jung ist, wird weitaus eher bereit sein, an Heilung zu glauben. In den späten Jahren jedoch macht sich leicht Resignation breit, weil bestimmte Krankheiten angeblich zum Alter gehören.
Überlege stattdessen lieber, wo gegen Gesundheit gesündigt wurde und was du jetzt besser machen kannst.

Alte können das Gleiche wie junge Leute.
Etwas langsamer vielleicht, mit nicht ganz so viel Kraft, dafür mit Hilfe der Erfahrung eines ganzen Lebens und mit kluger Überlegung.
In anderen Kulturen bleiben die alten Menschen körperlich und geistig fit, bis ins hohe Alter. Sie sind dann die Weisen, auf deren Erfahrungen man hört. Sie bleiben jugendlich, weil man das von ihnen erwartet und sie selbst es ebenfalls voraussetzen.
Auch hierzulande gibt es junge Alte, die noch mit 85 Jahren ihrem Beruf nachgehen und deren Gesundheit nichts fehlt. Oftmals leiten solche Patriarchen oder Patriarchinnen noch bedeutende Firmen und haben deren komplizierte Strukturen im Blick.
Was machen diese jungen Alten anders als unsere pflegebedürftige Gesellschaft?
Es ist einzig ihre Einstellung zu sich selbst und ihrem Alter, die den Ausschlag gibt.
Sie gehen anders um mit ihrem Alter. Sie denken jung, und sie leben in den allermeisten Fällen diszipliniert in Bezug auf Ernährung und Fitness.
Die empfehlenswerte Einstellung zum Älterwerden ist, dass man sich freut auf eine schöne Zukunft nach dem Motto:
„Die beste Zeit meines Lebens liegt vor mir!"

Pflegeversicherung?
Die Idee ist entwürdigend

Wir werden alt wie Methusalem

Das ist die gute Nachricht. Denn du darfst heutzutage praktisch darauf zählen, dass du dereinst die achtzig weit hinter dir lassen kannst.

Die schlechte Nachricht ist, dass die meisten Menschen damit rechnen, im Alter an chronischen Krankheiten zu leiden und im schlimmsten Fall ein Pflegepatient zu werden.

Unsere Regierung hat dafür die Pflegeversicherung erfunden, um sicherzustellen, dass ein so sieches Alter auch finanzierbar ist.

Das aber ist eine schlimme Entscheidung, die langfristig gesehen in die Ausweglosigkeit führt. Denn die Menschen bereiten sich seelisch auf genau dieses gebrechliche Alter vor.

Dabei ist es gar nicht so schwer, ein solches Ergebnis zu vermeiden.

Das Zauberwort heißt „Prävention".

Wenn du rechtzeitig dafür Sorge trägst, dass es deinem Organismus an nichts von dem fehlt, was er zu seinem optimalen Funktionieren benötigt, wenn du die Gelenke beweglich hältst und für eine ausgeglichene Seelenlage sorgst, kannst du mit einem gesunden und jugendlichen Körper und mit einem Aussehen rechnen, dem man die Jahre nicht ansieht. Und das bis ins hohe Alter.

Es gibt so viele Protestbewegungen, Friedensbewegungen und Demonstrationen für Tiere und Natur. Wo aber ist die starke Gesundheitslobby?

Wo sind die nachdrückliche Aufklärung über den Wert der Gesundheit und die deutlichen Warnungen vor dem, was passiert, wenn wir leichtfertig mit ihr umgehen und sie wieder und wieder aufs Spiel setzen?

Dabei ist es so sehr wichtig, dass die Kleinen vom Kindergartenalter an lernen, wie gesunde Ernährung und empfehlenswerte Lebensführung aussieht. Und sie müssen genau wissen, womit sie sich Schaden zufügen und was genau es bedeutet, wenn gelegentlich, fast nebenbei, von so genannten „Spätfolgen" gesprochen wird.

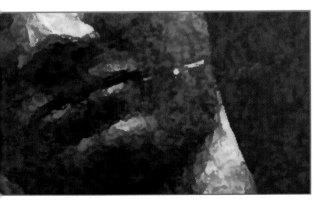

Wo aber ist die tägliche Motivation für Gesundheit und Energie in den Medien für die gesamte Bevölkerung?

Hier fänden sich nämlich die Ansatzpunkte für eine echte finanzielle Entlastung des Gesundheitswesens.

Du brauchst jedoch keineswegs auf Anweisungen von „oben" zu warten. Denn du kannst schließlich dein Leben und deine Zukunft selbst in die Hand nehmen.

*Es gibt nur eine Ecke im Kosmos, die wir auf-
räumen können, und das sind wir selbst.
Und dafür ist es nie zu spät.
Tatsächlich brauchen nur wenige Menschen
mit Gebrechlichkeit im Alter zu rechnen – wenn
sie rechtzeitig Vorsorge treffen.
Und dies ist nur mit kleiner Mühe verbunden
und mit kluger Überlegung. Das Gegenteil wird
jedoch erreicht, wenn ausschließlich über das
Finanzieren der künftigen Gebrechlichkeit
nachgedacht wird.*

Wenn du dich zu einem Instandhaltungsprogramm für Körper und Seele entschließt, wird
das Konzept bald genauso selbstverständlich in
deinem Alltag installiert sein, wie Duschen und
Zähneputzen.

*Auf solche Weise geschützt, kannst du unbe-
sorgt in die Zukunft schauen und das eigene
Alter als Bereicherung erleben.*

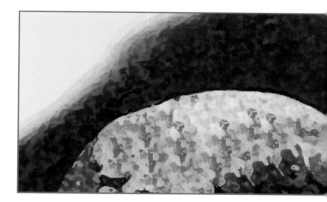

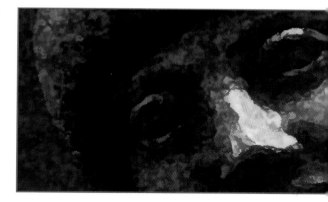

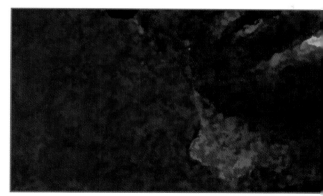

Kann man Jugend kaufen?
Nicht wirklich, das steht fest

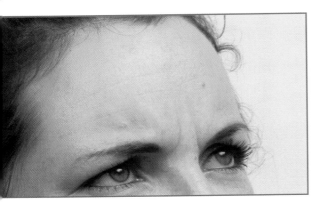
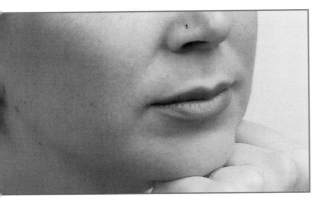
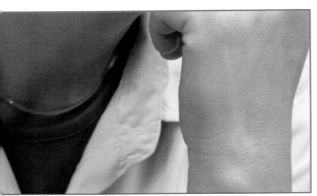

Wenn es tatsächlich eine Preisfrage wäre, ob ein Mensch lange jugendlich bleibt oder nicht, würde es nicht so viele alternde Filmstars und reiche Greise geben.

Denn sie sind es, die sich die allerteuersten Cremes und Mittelchen leisten können, die heutzutage ewige Jugend versprechen.

Wir wollen hier nicht diversen Errungenschaften der modernen Anti-Aging-Medizin die Wirkungen absprechen. Die dazu passenden Kliniken und Praxen schießen ja geradezu aus dem Boden und werden heftig frequentiert.

Dort werden Werte ermittelt, es wird gemessen und geprüft, und der Proband erfährt nach der Prozedur sein biologisches Alter. Manchmal liegt es erschreckend weit über seinem wahren Alter, manchmal darf er sich deutlich jugendlicher fühlen.

Immer aber geht es darum, aufgrund dieser Erkenntnisse ein Anti-Aging-Programm zusammenzustellen, das dabei hilft, die Alterungsprozesse aufzuhalten, möglichst sogar umzukehren und Verjüngung einzuleiten.

Und das kostet!

Da ist schon mal von mindestens 1000,- Euro pro Monat die Rede, will man konsequent daran arbeiten, sich ein Stück Jugend zurückzuerobern. Dafür wirft man dann reichlich Nahrungsergänzungsstoffe ein, die in Bezug auf Nebenwirkungen angeblich unbedenklich sind.

Wie aber sieht es mit dem Hormoncocktail aus, der ebenfalls fast immer Bestandteil eines solchen Programmes ist?

Insbesondere das Wachstumshormon DHEA (Dehydroepiandrosteron) gilt als „Wundermittel", das Verjüngung angeblich garantiert.

Dazu gibt es genügend Stimmen, die vor Spätfolgen warnen. Dies besonders im Zusammenhang mit solchen Hormongaben, die unter Umständen sogar der Entwicklung von Krebs Vorschub leisten.

In diesem Zusammenhang sei besonders auch auf Östrogen hingewiesen, das jahrzehntelang fast grundsätzlich Frauen während und nach den Wechseljahren verabreicht wurde. Immer mehr Studien scheinen nun zu belegen, dass das Risiko für Herzinfarkte und Schlaganfälle deutlich steigt. Auch die Entwicklung bestimmter Krebsarten wird durch Östrogen begünstigt, wenn der weibliche Körper dafür konditioniert ist.

Aber auch Testosteron und andere Hormone gehören zum Jugend-Cocktail und sollen in ihrer Anwendung keineswegs unbedenklich sein.

Andererseits berichten viele Anti-Aging-Patienten von grandiosen Veränderungen in ihrem Leben.

Sie sind nun so leistungsfähig wie in früheren Jahren, verfügen über deutlich mehr Körperkraft, leiden nicht mehr an depressiven Stimmungen und erleben wieder ein erfülltes Liebesleben.

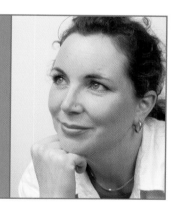

Also doch Anti-Aging-Programme?

Jawohl, auch wir sind dafür. Aber wir werden mit diesem Buch den Beweis dafür antreten, dass du die fabelhaften Erfolge für deine eigene Befindlichkeit auch auf natürliche Weise erreichen kannst. Mit Mitteln nämlich, die dir Tag für Tag zur Verfügung stehen.

Und die gar nichts kosten. Vor allem aber sind Nebenwirkungen nicht zu erwarten.

Tatsächlich handelt es sich hierbei um ein intelligentes Programm, was den Körper von Grund auf regeneriert.

Es gehört dazu einzig dein Entschluss, alles aus dem Leben zu entfernen, was den Organismus schädigt und Alterungsprozesse beschleunigt.

Dafür werden Systeme installiert, die optimale Versorgung garantieren.

Der Lohn für ein wenig Umdenken und geringe Mühe bei der Umsetzung ist eine Riesen-Vitalität, strahlende Gesundheit, dauerhaft gute Laune und ein frisches Aussehen mit jugendlicher Ausstrahlung.

Wie jung bist du?

Deine persönliche Checkliste

	Nein	zum Teil	Ja
Fühlst du dich deutlich jünger, als du bist?	☐	☐	☐
Bist du zu 100 % leistungsfähig?	☐	☐	☐
Fühlst du dich jeden Tag super und voller Schaffensfreude?	☐	☐	☐
Stehst du früh auf und freust dich auf den Tag?	☐	☐	☐
Hast du immer gute Laune und bist optimistisch gestimmt?	☐	☐	☐
Bist du unternehmungslustig, hast du immer ein Projekt „in der Planung"?	☐	☐	☐
Funktioniert dein Immunsystem, wirst du selten krank?	☐	☐	☐
Machst du dir oft bewusst, dass du glücklich bist?	☐	☐	☐
Bist du mutig und gehst auch mal ein Risiko ein?	☐	☐	☐
Schläfst du gut und erholsam?	☐	☐	☐
Sind deine Gelenke beweglich und schmerzfrei?	☐	☐	☐
Ist deine Haut elastisch, das Gewebe fest?	☐	☐	☐
Verfügst du über Muskeln, besitzt du körperliche Kraft?	☐	☐	☐
Hast du genug „Atem", um Treppen und Steigungen zu nehmen?	☐	☐	☐

Wenn du fast alle diese Fragen mit „ja" beantworten kannst, brauchst du unser Buch gewiss nicht zu lesen. Finden sich bei deinen Antworten jedoch mehr als zwei „nein" und mehr als drei „zum Teil", dann suchst du vielleicht just in diesem Moment nach Wegen, dein Leben zu verändern und willst *künftig* jede der obigen Fragen bejahen. Dann ist unsere Lektüre genau für dich geschrieben.
Wir stellen dir darin die Erfahrungen vor, die wir selbst auch gemacht haben und die wir seit vielen Jahren mit überwältigendem Erfolg lehren.

Auch du kannst dein Befinden um 100 % verbessern.

Dazu gehört, sich zu trennen von alt und krank machenden Gewohnheiten und diese zu ersetzen durch ein intelligentes System.

Und wie das so ist mit allen genialen Erkenntnissen: Es ist alles ganz einfach.
Tatsächlich kannst du gleich damit beginnen.
Nimm dir einen Kalender und lege einen Zeitrahmen fest, z.B. ein halbes Jahr. Blicke nun Woche für Woche, die du mit den neuen Gewohnheiten absolviert hast, zurück und analysiere jeweils deine aktuelle Befindlichkeit.

Plane genau dein persönliches Gesundheitsmanagement

Entscheide, wie du dich künftig ernähren willst.
Gestehe dir dabei kleine „Sünden" und Ausnahmetage zu. Wichtig ist, dass du ein bindendes Konzept hast, das zu 90 % eingehalten wird.

Was und wie viel willst du künftig trinken?
Welches Wasser und welche Tees müssen eingekauft werden und sollen pro Tag konsumiert sein?

Welches kleine oder größere Bewegungsprogramm
wird ab sofort in dein Leben installiert und konsequent durchgeführt? Unsportliche profitieren schon von 10 Minuten pro Tag, die regelmäßig absolviert werden.

Was gedenkst du, ab heute für deine Persönlichkeitsentwicklung und deine Seele zu tun?
Plane fest ein, darüber Bücher zu lesen und von Zeit zu Zeit Seminare zu besuchen.

Lerne natürliche Heilmethoden kennen,
die sich zur Selbsthilfe eignen. Systematisch angewandt, können sie wichtige Helfer für Gesundheit und Vitalität sein.

Auf kluge Überlegung folgt ein kleiner Einsatz, der pro Tag zu investieren ist. Der jedoch ist der Garant für einen jugendlichen, gut funktionierenden Körper, eine stabile Seele und Gesundheit bis ins hohe Alter. Wer gezielt etwas für sich tut, kann zudem mit deutlich mehr Lebensjahren rechnen.

Packen wir es also an!

Dinner Canceling
ist ein erstaunlich wirksames Verjüngungssystem

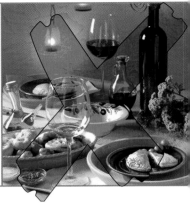

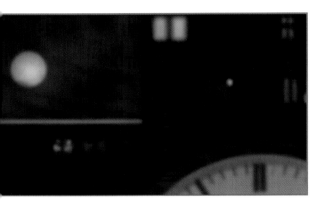

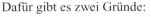

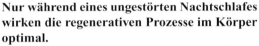

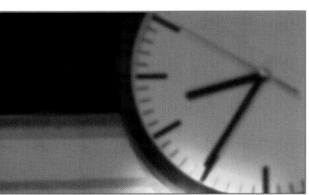

Mir ist durchaus klar, dass ich mich mit dem Ratschlag, das Abendessen zu streichen, nicht unbedingt beliebt mache. Aus eigener Erfahrung weiß ich jedoch, dass es sich hier um eine der wichtigsten Maßnahmen für die Verjüngung des Körpers handelt: In jedem Anti-Aging-Programm steht das Dinner Canceling im Übrigen an erster Stelle und ist in seiner Wirkung unbestritten.

Dafür gibt es zwei Gründe:

Nur während eines ungestörten Nachtschlafes wirken die regenerativen Prozesse im Körper optimal.

Verdauungsvorgänge belasten den Körper, benötigen viel Energie. Diese wird den Erneuerungs- und Reparaturprozessen, für die die Schlafphase vorgesehen ist, entzogen. Sind Magen und Darm jedoch weitgehend geleert, können diese Systeme sich auf Regeneration konzentrieren.

Während der Nacht wird das Wachstumshormon Somatropin gebildet.

Das Hormon Somatropin gilt als *das* Verjüngungsmittel schlechthin. Hierzulande ist es nicht erhältlich, weil die Nebenwirkungen noch als unerforscht gelten. Es wird in den USA jedoch völlig unkontrolliert eingenommen. Dabei steht es in Verruf möglicherweise Krebserkrankungen gefährlichen Vorschub zu leisten. Dies gilt wohlgemerkt nur für die synthetisch hergestellte Variante.

Produziert der Körper selbst Somatropin, sind solche beängstigenden Nebenwirkungen nicht zu fürchten. Vielmehr unterstützt dieses Hormon tatsächlich die Verjüngungsprozesse in außerordentlicher Weise.

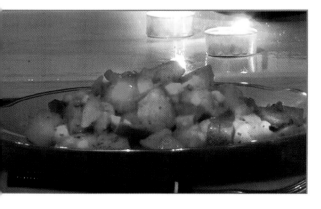

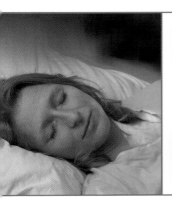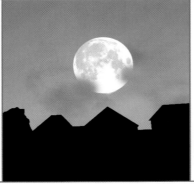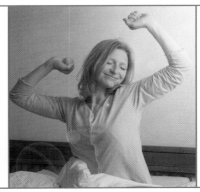

Mach dir also dein Wachstumshormon selbst!

Das erreichst du am besten, wenn du dich für das Dinner Canceling entscheidest.
Ohne Verdauungsbelastung ist unser Körper in der Lage, fünfmal mehr (!) Somatropin während der Nacht zu bilden, als das möglich ist, wenn er mit Verdauung und Verstoffwechselung befasst ist.
Es erscheint dir vielleicht grausam, nun für immer auf Nachtessen verzichten zu müssen. Aber sei versichert, das ist keineswegs ein so dramatischer Verzicht, wie es auf den ersten Blick scheint. Vielmehr ist es reine Gewohnheitssache, ich weiß das aus eigener Erfahrung. Hart sind nur die ersten Abende. Nach nur wenigen Wochen stellt sich in den Abendstunden Hunger gar nicht mehr ein. Und die Belohnung ist groß ...
Zum Beispiel stellst du in den ersten Tagen der Umgewöhnung bereits fest, dass dein Schlaf tiefer und erholsamer ist und dass du über weit mehr wache Energie verfügst, als du das an dir kennst.

Wer allerdings so rigoros nicht mit sich umgehen mag, kann die Wirkung des Dinner Canceling auch dann für sich nutzen, wenn er jeden zweiten Tag das Abendessen ausfallen lässt oder wenigstens zweimal wöchentlich auf Abendessen verzichtet.
Er lässt dann in den nachfolgenden Nächten die Somatropin-Produktion für sich arbeiten.

Sollte sich hier das wichtigste Geheimnis ewiger Jugend finden lassen? Es sieht ganz so aus.

Campodimele

Das ist ein Dorf in der Nähe von Rom. Dort leben auffallend viele uralte Menschen, die sich ihre Lebenskraft bis ans Ende ihrer Tage erhalten. Es ist dann nicht selten, dass 95-Jährige noch ihrem Tagewerk nachgehen.
Siechtum/Gebrechlichkeit? Altersdemenz? Alzheimer?
Fehlanzeige!
Das Geheimnis dieser vitalen Menschen ist, dass sie ein einfaches Leben führen und sich einfach ernähren, mit viel Früchten, Gemüse, Olivenöl, Tomaten, wenig Fleisch, aber gutem Wein.
Und – ihr (üppiges) Mittagessen ist die letzte Mahlzeit des Tages.

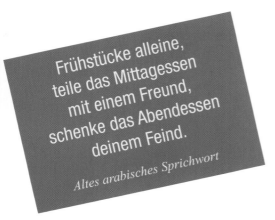

Frühstücke alleine,
teile das Mittagessen
mit einem Freund,
schenke das Abendessen
deinem Feind.

Altes arabisches Sprichwort

Plane sorgfältig deine
Ernährung –
sie ist die Basis von allem

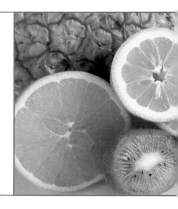

Vielleicht wird es dich erstaunen, dass meine Ratschläge nicht immer konform gehen mit den Ernährungsregeln, die von den Ernährungsexperten des Landes empfohlen werden. Diese nämlich widersprechen zum Teil völlig meinen eigenen Erfahrungen und sind z.B. von übergewichtigen und esssüchtigen Menschen langfristig nicht erfolgreich durchzuführen und einzuhalten.

Nutzt du stattdessen meine Vorschläge, so verheiße ich dir eine deutliche Steigerung deines Wohlbefindens und, wenn das dein Ziel sein sollte, eine mühelose und dauerhafte Reduzierung deines Körpergewichtes.

Dein neuer Ernährungsweg wird verbunden sein mit einer dramatischen Verbesserung diverser Blutwerte.

Der Vorreiter dafür ist der *Harnsäurewert,* dessen deutliche Minderung sich zumeist schon nach einer einzigen Woche messen lässt.

Aber auch *Cholesterinwerte, Blutfettwerte, Zuckerwerte* lassen sich oft innerhalb weniger Wochen auf ein erstaunliches Maß senken.

Vor allen Dingen aber verliert der Körper seinen Übersäuerungszustand. Das ist der pH-Wert des Kapillarblutes (im Gewebe).

Ein erhöhter pH-Wert ist nicht nur der Grund für das Entstehen vieler Erkrankungen, sondern geradezu die Ursache der heutzutage grassierenden Energielosigkeit bis zur chronischen Müdigkeit und zu Depressionen.

Mit der richtigen Ernährung kann eine radikale Umkehr erreicht werden.
Der Körper ist durchaus in der Lage, seine Systeme innerhalb kürzester Zeit zu regenerieren.
Die Voraussetzung dafür ist, dass er ausreichend mit den nötigen Nährstoffen versorgt wird.

Für jedes Ziel, für jede Anschaffung, Berufswünsche, Hausbau, Familienplanung, Erziehung, hat der Mensch seine genauen Vorstellungen und Konzepte.
Die Ernährung aber überlässt er zumeist dem Zufall und seinem Appetit.

Der Appetit bestimmt bei einem gesunden Menschen eigentlich den Bedarf des Körpers. Dieses geniale Reglement jedoch ist bei den meisten Bürgern nachhaltig gestört.

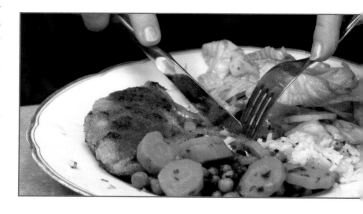

Dazu hier meine Ernährungsempfehlungen:

● Sortiere deine Nahrung nach den Regeln der Trennkost	siehe Seite 58
● Achte darauf, dass die Nahrungszusammenstellung Yin/Yang-ausgeglichen ist	siehe Seite 64
● Iss täglich reichlich Obst, Gemüse und Salat	
● Nimm Soja und Tofu in dein Ernährungskonzept auf	(mindestens 2- bis 3-mal wöchentlich) siehe Seite 76
● Iss öfter eine Fisch-Mahlzeit	
● Trinke täglich mindestens 1 1/2 bis 2 l Wasser	(mindestens 1-mal wöchentlich)
● Trinke täglich 1 bis 2 Tassen grünen Tee	siehe Seite 50
● Presse dir täglich Obst- und/oder Gemüsesäfte	
● Trinke Sojamilch, auch gemischt mit Obstsäften	(mindestens 3-mal wöchentlich) siehe Seite 76
● Gare schonend mit wenig Wasser und wenig Fett	siehe Seite 36
● Nutze viele Gewürze, die die Verdauung unterstützen	siehe Seite 34
● Sehr gute Öle gehören auf den täglichen Speiseplan	(mindestens 2 EL täglich roh) siehe Seite 74
● Limitiere den Verzehr von komplexen Kohlenhydraten	(wie Zucker, Getreideprodukte und Kartoffeln)
● Iss wenig Fleisch	
● Mache Süßigkeiten und Kuchen zu nur gelegentlichem Genuss	siehe Seite 44
● Beschränke den Verzehr von tierischen Fetten	(gelegentlich etwas Butter, Sahne, Crème fraîche)
● Trinke wenig Alkohol	(z.B. nicht mehr als 2 Glas Wein pro Tag)
● Trinke wenig Kaffee oder schwarzen Tee	(nicht mehr als 2 Tassen pro Tag)

Nahrungsmittel heutzutage sind in den meisten Fällen bearbeitet, verfälscht, umgezüchtet und vermischt. Dadurch erkennen die Instinkte die Inhaltsstoffe nicht mehr am Geruch und Aussehen.

Die Werbeindustrie und Ernährungstrends tun ein Übriges, um den Appetit in die falsche Richtung zu leiten.

Durch diese Umstände kann es zu einer oftmals gefährlichen Mangelversorgung kommen.

Wir sind deshalb aufgefordert, unser Wissen über den tatsächlichen Bedarf zu nutzen und *bewusst* die Ernährungspläne zu gestalten.

Mache dir selbst ein Bild, wie sehr sich dein Leben durch ein intelligentes Ernährungskonzept verändern kann.

Zögere nicht, fang einfach an. Das musst du dir wert sein!

Achtung beim
Einkauf!

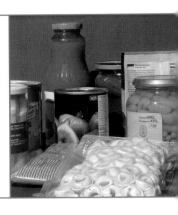

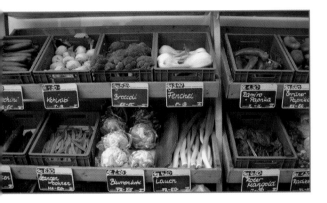

„Moderne" Zusätze in der Nahrung

Farbstoffe
Aromastoffe
Chemische Konservierungsstoffe
Sulfit, Nitrat, Nitritpökelsalz
Säuerungsmittel und Säureregulatoren
Stabilisatoren: Verdickungs- und
Geliermittel, Emulgatoren
Zuckeraustauschstoffe, Süßstoffe

Es empfiehlt sich, sich die E-Nummern-liste zuzulegen, um alle Zusatzstoffe identifizieren zu können (GU-Kompass).

Lebensmittelzusatzstoffe machen krank!
Lass Dir von den vollmundigen Verkündungen der entsprechenden Institute nicht einreden, es wäre völlig unbedenklich, was man den Nahrungsmitteln heutzutage verschwenderisch zusetzt.

Die Idee der Industrie dabei ist, damit folgende Resultate zu erreichen:
■ Die Produkte müssen lange haltbar sein
■ Die Produkte sollen attraktiv aussehen und bleiben
■ Die Produkte sollen intensiv schmecken und „Lust auf mehr" machen
■ Die Produkte sollen „ein angenehmes Mundgefühl" erzeugen

Dafür werden hemmungslos entsprechende Chemikalien verwendet. Das Schlimmste nach meiner Ansicht ist, dass die derart künstlich konstruierten Nahrungsmittel den Bürgern, besonders aber den Kindern, besser (weil intensiver) schmecken als frisches Obst und Gemüse, das direkt aus dem Garten kommt.
Ich finde es ausgesprochen sträflich, wenn dem Verbraucher versichert wird, die Grenzen der Belastung seien gesetzlich genormt und wären in der erlaubten Größenordnung für die Gesundheit ganz und gar unbedenklich.
Der Gegenbeweis ist dadurch beispielsweise erbracht, dass vor der Wende die DDR-Bewohner, insbesondere die Kinder, von Allergien so gut wie verschont blieben, und das bei schwerster Verseuchung von Böden, Gewässern und Luft.
Was die ehemalige DDR nämlich nicht hatte, waren die Nahrungsmittelzusatzstoffe. Damals wurde dort auf den Tisch gebracht, was zu ergattern war, und das war oft schlicht, auf keinen Fall aber irgendwie verfälscht, sprich „zubereitet".

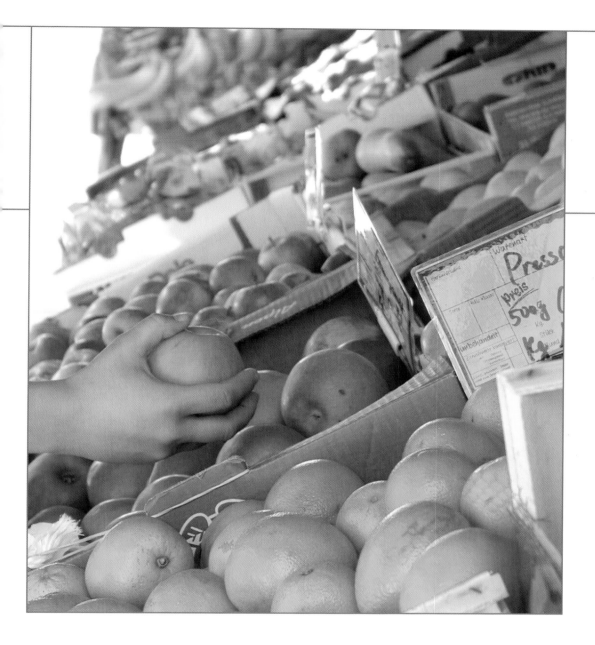

Nachdem nun auch der östliche Teil unserer Bevölkerung „gesegnet" ist mit allen unseren „leckeren" Errungenschaften, wird dort mächtig aufgeholt bei genau den allergischen, asthmatischen, neurodermitischen und anderen Beschwerden, die unsere Westkinder bereits zu mehr als 50 Prozent (!) plagen. Es ist sehr verwunderlich, dass von gesundheitspolitischer Seite her keine Konsequenz aus dieser Erkenntnis gezogen wird.

Übernimm also auch für dieses Thema die Verantwortung für dich selbst und vergewissere dich, was drin ist in dem, was du einkaufst. Die meisten Inhaltsstoffe sind deklarationspflichtig. Es lohnt sich, daraufhin jedes Etikett zu prüfen und sich bei frischen Waren nach der genauen Herkunft zu erkundigen.

Wie viel darf's denn sein?

Die Empfehlungen für Gesundheit und Wohlbefinden

	Obst	mindestens 1 kg pro Tag
	Gemüse gekocht oder roh	mindestens 500 g pro Tag
	Salate, bevorzugt Blattsalate	möglichst täglich
	Pilze	1-mal wöchentlich
	Soja oder Tofu, Mungbohnen oder Azukibohnen, Kichererbsen oder Kichererbsenmehl	zur Sättigung oder 1 Beilagenportion 2- bis 3-mal wöchentlich
	Sojamilch, auch gemixt mit Obstsaft oder Fruchtmus	mindestens 1 großes Glas pro Tag
	Pflanzliche Fette mit einfach und mehrfach ungesättigten Fettsäuren	roh in allen Gemüse- und Salatzubereitungen mindestens 2 EL pro Tag
	Fisch	schonend gegart oder gebraten, 1 bis 2 Portionen pro Woche
	Nüsse, alle Sorten	täglich 20 bis 30 g

Nudeln oder Reis	nur 1-mal wöchentlich 1 Portion (60 g)
Kartoffeln	nur 1-mal wöchentlich 1 Portion (150 g)
Käse	täglich 1 Portion, besonders Hartkäse, auch von Ziege und Schaf
Fleisch	1 Portion pro Woche, möglichst mager (80 bis 120 g)
Milchprodukte: Joghurt, Quark, Butter- oder Dickmilch	nicht mehr als 100 g gesamt pro Tag
Vollkornbrot*	nicht mehr als 2 Scheiben pro Tag
Weißbrot*	nicht öfter als 1- bis 2-mal pro Woche 2 Scheiben
Fett zum Braten	nur Butterschmalz oder Olivenöl, nicht zu stark erhitzen (unter 200° C)
Kuchen und Süßigkeiten	nicht öfter als 2- mal wöchentlich 1 Portion
Butter	nur gelegentlich

* Eine empfehlenswerte Alternative zu Getreidebrot ist Eiweißbrot mit Nüssen und Ballaststoffen (siehe Bezugsquellen)

Absolut abzuraten ist von:
- Light-Nahrungsmitteln
- stark konservierter Nahrung
- stark gebratenen oder gerösteten Kohlenhydraten
- Nahrung mit viel Zusatzstoffen
- Süßstoff
- gehärteten Fetten
- wertlosen Ölen

Gewürze
sind wirkungsvolle Gesundheitshelfer

Für viele Menschen geben die Gewürze den Speisen lediglich diesen besonderen Duft, einen typischen Geschmack oder ein verlockendes Aussehen.

Die wichtigste Eigenschaft von Gewürzen aber, nämlich dass sie den Verdauungsvorgang „anschieben", wird weniger gewürdigt. Tatsächlich ermöglichen passende Gewürze den Speisen, vom Körper leichter aufgeschlossen zu werden.

Aber auch als Appetitanreger erfüllt das Gewürz seine Funktion. Die Magensaftproduktion wird angeregt, der Gallenfluss stimuliert und somit die Fettverdauung erleichtert.

Die ätherischen Öle bestimmen die Wirkung

Es sind die ätherischen Öle, die jedem Gewürz, wenngleich in unterschiedlichen Mengen vorhanden, ihre Wirkung verleihen. Sie sind der Grund für dominierenden Duft und aromatischen Geschmack. Bis zu 50 verschiedene Stoffe wurden im ätherischen Öl eines einzigen Gewürzes bereits nachgewiesen. Die Ölzellen sind entweder in den Blüten, Blättern, Früchten oder den Wurzeln zu finden. Ätherische Öle leiten durch ihren starken, anregenden Duft die Verdauung ein, verbessern und verändern den Geschmack der Speisen und wirken aktivierend auf die Verdauungsorgane. Diese wiederum antworten auf den Reiz mit besonders starker Saftsekretion.

Aber auch die Motorik (Peristaltik von Magen und Darm) wird durch ätherische Öle verstärkt.

Ein willkommener Nebeneffekt der ätherischen Öle ist ihre desinfizierende Wirkung. Gärungs- und Fäulniserreger werden dadurch abgetötet. Ätherische Öle sind auch krampflösend und verhindern Blähungen und Koliken.

Die Scharfstoffe

Dazu gehören Pfeffer, Chili und Paprika. Diese regen Magen und Darm an, reizen sie aber entgegen der verbreiteten Meinung nicht. Ganz im Gegenteil. Der Chili-Schärfe wird sogar Heilwirkung auf gereizte Magen- und Darmschleimhäute zugeschrieben.

Zu viel Salz?

Im Allgemeinen nimmt heute fast jeder Mensch zu viel Kochsalz auf. Dabei benötigt der Körper davon kaum ein Gramm pro Tag. Durchschnittlich aber verzehren wir täglich bis zu 12 Gramm. Dies befindet sich oftmals in versteckter Form in Konserven, Käse, Wurst, aber auch in Brot.

Vor allem ältere Menschen mit hohem Blutdruck sollten ihre Speisen lieber mit vielen Kräutern, dafür mit weniger Salz abschmecken.

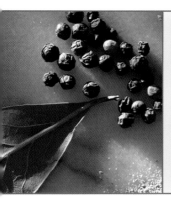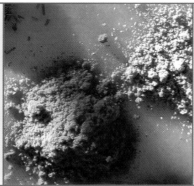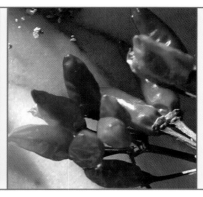

Mitkochen oder nicht?

Von der Art des Gewürzes und dem Gericht hängt es ab, ob die Gewürze mitgekocht werden oder ob man sie kurz vor Fertigstellung des Essens oder direkt vor dem Servieren beigibt.

- Gewürze wie Wacholder, Kümmel oder Lorbeer werden zumeist mitgekocht. Dazu gibt man sie unzerkleinert in den Kochtopf
- Kurz vor Ende der Garzeit hingegen schmeckt man mit gemahlenem Pfeffer, Paprika oder anderen Gewürzen ab
- Frische Küchenkräuter werden selten mitgekocht. Sie werden frisch geschnitten über die fertigen Gerichte gestreut oder kurz vor dem Servieren untergemischt
- Sollte man sie getrocknet verwenden, rührt man sie kurz vor der Fertigstellung in das Essen, damit sie noch etwas ziehen können

Heilwirkung der wichtigsten Gewürze

Anis	lindert Magen-Darm-Beschwerden (Blähungen, zu fettes Essen)
Basilikum	regt Produktion von Verdauungssäften an
Bohnenkraut	fördert Magensaftsekretion, hilft bei Blähungen, Koliken, ist gut für die Psyche
Chili	mobilisiert Verdauungssäfte und aktiviert den Kreislauf
Curry	ist verdauungsfördernd bei fetten Speisen
Dill	ist beruhigend, magenstärkend und hilft bei Blähungen
Fenchel	ist bei Blähungen hilfreich
Ingwer	ist ein wertvolles Magenmittel
Knoblauch	senkt Blutdruck, verbessert Sauerstoffzufuhr des Herzmuskels, regt Darmbewegung an
Kümmel	hat entkrampfende, entblähende Wirkung
Lorbeer	regt Appetit und Verdauung an
Majoran	ist krampflösend, windtreibend, auch gut für die Psyche
Melisse	ist gut für die Verdauung, hellt die Psyche auf
Muskat	regt Gallen- und Lebertätigkeit an, wirkt gegen Müdigkeit
Nelken	sind lindernd bei Zahnweh und mindern die Blutgerinnung
Paprika	wirkt gegen Arteriosklerose, erleichtert Stärkeverdauung
Petersilie	fördert Appetit, wirkt entwässernd, regt Verdauungsdrüsen an
Pfeffer	regt Verdauung an, entlastet den Kreislauf, Darmzotten werden aktiviert
Safran	hat positive Wirkung auf Magen und Darm
Schnittlauch	ist besonders vitamin- und mineralstoffreich
Senf	hilft, fettes Fleisch besser zu verdauen, Senfkörner beugen gegen Arterienverkalkung vor
Thymian	stoppt Gärungsvorgänge im Darm
Zimt	dämpft magenaggressive Eigenschaften des Kaffee, wirkt aphrodisierend, kreislaufanregend und wärmend

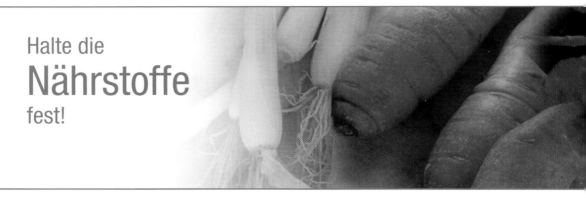

Halte die
Nährstoffe
fest!

Wir sprechen von gesunder Ernährung und wie wichtig es ist, genügend Obst, Gemüse und Salat auf unserem Speiseplan zu haben. Dabei geht es um die Versorgung des Körpers mit Kohlenhydraten, Eiweißstoffen, Ballaststoffen, Vitaminen, Mineralstoffen, Enzymen und Hormonen.
Sollen diese Nährstoffe in unserem Körper die ihnen gemäße Funktion erfüllen, müssen sie dort in guter Qualität ankommen.

Durch die Verarbeitung jedoch wird ihre Wirkung mehr oder weniger stark verringert.

Deshalb ist es überaus wichtig, der Zubereitung, dem Konservieren und Aufbewahren von Nahrung höchste Sorgfalt angedeihen zu lassen.
Enzyme, Hormone und ein Teil der Vitamine reagieren sehr empfindlich auf Hitze, Wasser, Sauerstoff.

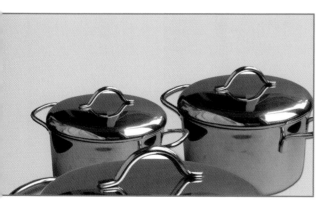

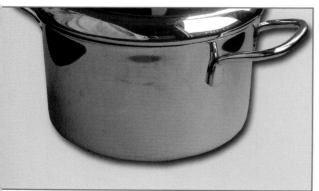

Der Spülstein in der Küche ist in den meisten Familien der bestgefütterte Mund. In ihm landet in der Regel das nährstoffreiche Kochwasser von Gemüse und Kartoffeln, das nach dem Garprozess einfach weggeschüttet wird. Dabei ist es ganz leicht, genau diese Nährstoffe im Kochgut zu belassen. Es bleibt dabei vollwertig und behält auch seinen hervorragenden Geschmack, der sonst ebenfalls ins Kochwasser übergeht.

Ich empfehle,
Gemüse und Kartoffeln wasserlos zu garen.

Und so geht das wasserlose Garen

Dafür eignet sich jeder Edelstahlkochtopf mit dickem Boden (sog. Sandwich-Boden). Ein Glasdeckel ist hilfreich.
Das vorbereitete und gewürzte Gemüse wird mit 3 bis 4 EL Wasser zum Kochen gebracht (es dampft aus dem Deckel). Die Flamme wird sodann auf die kleinste Stufe heruntergestellt (es muss leise weiterköcheln, ohne dass Dampf aus dem Deckel entweicht). Ohne umzurühren gart das Kochgut bei einer Hitze unter 100° C extrem schonend. Ein Kochwasser, das es abzuschütten gilt, entfällt in der Regel, außer bei bestimmten Gemüsesorten wie Spargel und

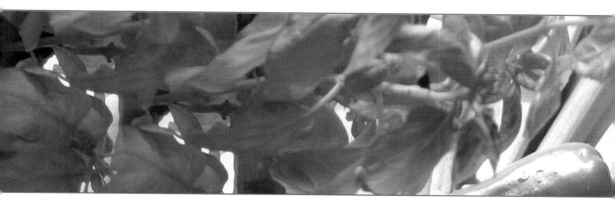

Chicorée, die viel Eigenfeuchtigkeit abgeben. Diese wird dann jedoch für Soße oder Suppe weiterverwendet oder getrunken.

Aufbewahrung

Manche Nährstoffe sind lichtempfindlich und/ oder sauerstoffempfindlich. Daher ist es empfehlenswert, Obst, Gemüse und Salat zu wählen, die keine langen Transportwege oder diverse „Behandlungen" hinter sich haben, bevor sie zum Verbraucher kommen. Aus genau diesem Grund sollten Nahrungsmittel bevorzugt werden, die aus heimischen Regionen stammen, aus dem Bioladen oder im besten Falle aus eigenem oder bekanntem Garten. Dafür darf in Kauf genommen werden, dass sie teurer oder auch etwas unansehnlicher sind als Supermarktware und leichter verderblich.

Der viel bessere Geschmack und der Nährstoffreichtum machen die kleinen Nachteile leicht wett.

Das wunderschöne Aussehen von herrlichen Obst- und Gemüseauslagen ist in der Regel teuer erkauft durch Bestrahlungen, Spritzungen, Wachs und diverse Haltbarkeitsanwendungen.

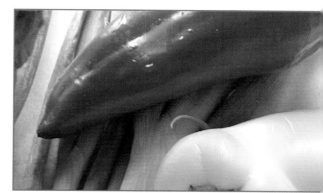

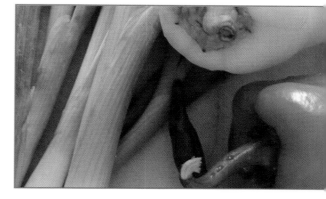

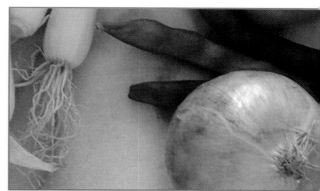

Gestalte deine Hauptmahlzeit
mit kluger Überlegung

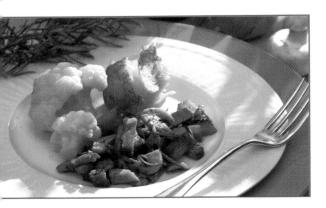

Wenn du selbst kochst

Einmal am Tag gibt es in der Regel ein warmes Essen. Dies sollte genau die wichtigen Nährstoffe enthalten, die dein Körper braucht.

Mit den Rezepten ab Seite 98 mache ich dir zahlreiche Vorschläge, wie vollwertige Mahlzeiten aussehen können. Auch knackige Salate und leckere Desserts sind dabei. Die Zubereitung ist zumeist in kürzester Zeit möglich.

Wenn du ausgehst

Berufstätige sind oftmals darauf angewiesen, in Restaurant oder Kantine zu essen. Auch in solchen Fällen kann die Entscheidung für ein gesundheitlich empfehlenswertes Mahl getroffen werden. Aus den Rezepten ab Seite 98 kannst du wählen, worauf du gerade Appetit hast, z.B.:

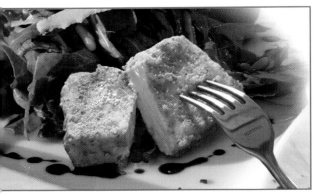

- Fisch oder mageres Fleisch mit Gemüse oder Salat
- Salatschüssel mit Putenbrust oder Feta
- Gemüseteller
- Hähnchen mit Salat

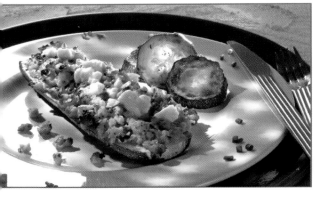

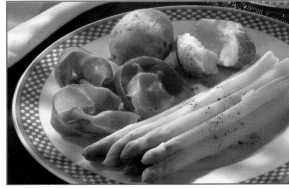

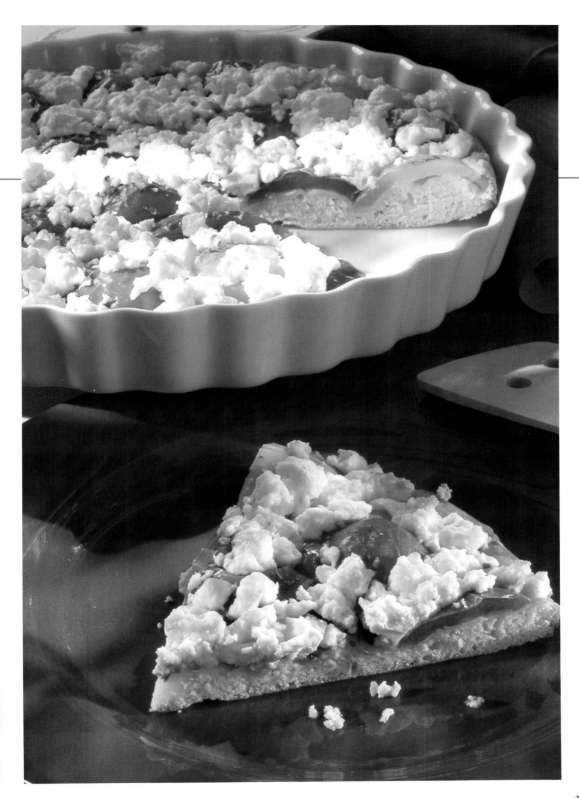

Übersäuerung im Körpergewebe
ist eine der größten Gefahren für die Gesundheit

Vom Säure-Basen-Haushalt des Körpers hängt unser Wohlfühlen, unsere Gesundheit und die Seelenlage ab.

Sagst du das auch gelegentlich? *Ich bin sauer!*

Ohne es zu wissen, gibst du damit Auskunft über die chemische Befindlichkeit deines Körpers, und das ist so wortwörtlich aufzufassen und bezieht sich auf den pH-Wert deines Blutes in den kleinen Kapillaren.

Der pH-Wert ist der Messwert für den sauren oder den basischen Zustand einer Flüssigkeit.

In der heutigen Medizin gilt es als bewiesen, dass zahlreiche „moderne Krankheiten" die direkte Folge der Übersäuerung in unserem Körper sind.

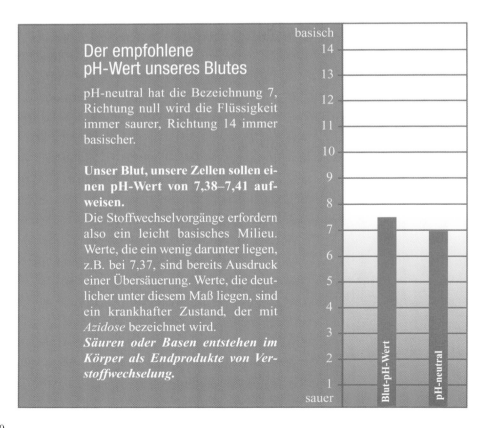

Der empfohlene pH-Wert unseres Blutes

pH-neutral hat die Bezeichnung 7, Richtung null wird die Flüssigkeit immer saurer, Richtung 14 immer basischer.

Unser Blut, unsere Zellen sollen einen pH-Wert von 7,38–7,41 aufweisen.
Die Stoffwechselvorgänge erfordern also ein leicht basisches Milieu. Werte, die ein wenig darunter liegen, z.B. bei 7,37, sind bereits Ausdruck einer Übersäuerung. Werte, die deutlicher unter diesem Maß liegen, sind ein krankhafter Zustand, der mit *Azidose* bezeichnet wird.
Säuren oder Basen entstehen im Körper als Endprodukte von Verstoffwechselung.

basisch
14
13
12
11
10
9
8
7
6
5
4
3
2
1
sauer

Blut-pH-Wert

pH-neutral

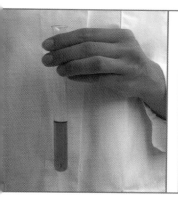
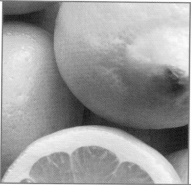
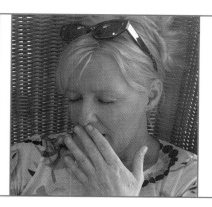

Die Übersäuerung ist bei den meisten Menschen heutzutage die Regel. Sie ist auch dann ein Gefahrenpunkt, wenn sie noch nicht in einen als krankhaft bezeichneten Zustand (Azidose) übergegangen ist.

So wirkt die Säure in unserem Körper

1. Die Stoffwechsel-Gewebesäure lähmt die Gefäßmuskeln.

Demzufolge sinkt der Blutdruck vor den Kapillaren, den kleinsten Blutgefäßen, durch die das Blut gepumpt wird. Der Blutfluss ist dadurch verlangsamt.

2. In saurem Milieu versteifen sich die roten Blutkörperchen (Erythrozyten).

Diese sind Träger von Sauerstoff, normalerweise leicht verformbar und „schlüpfen" mühelos durch Kapillaren, die einen geringeren Durchmesser haben als sie selbst. Bei Versteifung kann es zu einem „Stau" und somit zu einer Unterversorgung mit Sauerstoff in dem Rest der Kapillaren und zu Thrombenbildung kommen.

Starke Säurebildner
- Zucker ● Fleisch ● Fisch ● Eier
- Getreide ● Getreideprodukte
- Tierische Fette ● Medikamente
- Umweltgifte ● Stress
- Flacher Atem (Sauerstoffarmut)
- Lebensmittelzusatzstoffe

Entwarnung ist eine falsche Information

Vielfach wird die Auffassung vertreten, dass im gesunden Körper der Säurezustand problemlos „abgepuffert" werden kann.

Das ist so nicht richtig.

Tatsächlich herrscht im großen Adernsystem ein gleich bleibender pH-Wert, da die bei der „Abpufferung" entstehenden überflüssigen Säuren im Gewebeblut (in den Kapillaren) eingelagert werden. Dieses „Abpuffern" geschieht auf Kosten des Gewebeblutes, dem durch diesen Vorgang Mineralstoffe entzogen werden, was zu dessen Übersäuerung führt.

Dadurch erklärt sich, dass bei Übersäuerung Müdigkeit und Antriebsarmut die Folge sein können.

Bei dem gesamten Vorgang können außerdem die Wände der Kapillaren unter Versorgungsnot rau werden, aufquellen und großporig werden. Dadurch kann Blutwasser und -eiweiß ins Gewebe ausfließen, woraus sich vielerlei gesundheitliche Probleme ergeben können.

All dies führt zu einem immer saurer werdenden Organismus. Dieser wehrt sich durch vermehrte Bildung von roten Blutkörperchen, um zusätzlich

Sauerstoff aufzunehmen. Dies kann zur Zusammenballung der roten Blutkörperchen führen mit der Folge des hohen Blutdruckes mitsamt allen damit verbundenen Gesundheitsrisiken.

Der heutige Mensch ist chronisch von der durch ihn selbst produzierten Säure in seiner Gesundheit bedroht. Er kann nicht mehr davon ausgehen, allein durch vollwertige Nahrung sein Säure-Basen-Gleichgewicht zu erhalten. Dieses jedoch ist unerlässlich für den ungestörten, gesunden Ablauf der Organfunktionen. Um eine wirkungsvolle Gesundheits-Strategie entwickeln zu können, muss man sich vor Augen führen, wodurch Säuren im Körper gebildet werden.

Zu viel Säure im Körper verkürzt das Leben, ermöglicht Krankheitsentstehung und raubt die Lebenskraft.

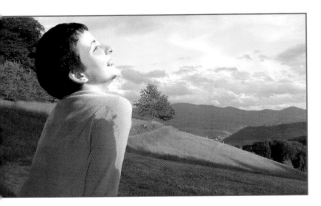

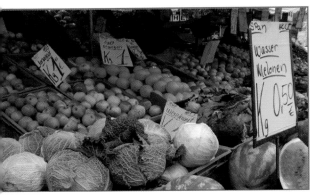

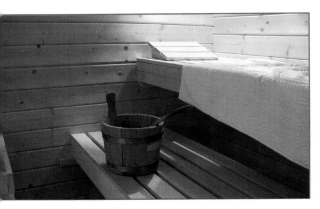

Die besten Tipps gegen die Übersäuerung des Körpers sind basenbildende Maßnahmen

- Limitieren von konzentrierten Eiweiß- und Kohlenhydrat-Nahrungsmitteln
- Reichlicher Verzehr basenbildender Kost, wie Obst, Gemüse, Salat, Soja
- Verzehr von Nahrungsmitteln, die möglichst wenig mit Umweltgiften belastet sind (Eigenanbau, Biobauer, Bioladen, Reformhaus)
- Meiden von Stress- und Angstsituationen
- Stabilisieren der Gemütslage durch Übungen wie *Autogenes Training, Affirmationen, Meditation, Japanisches Heilströmen, Meridian-Energie-Techniken (M.E.T.)*
- Regelmäßiger Aufenthalt in möglichst unbelasteter Natur mit Atemübungen
- Sorgfältiges Abatmen der Endprodukte des Stoffwechsels (Kohlendioxyde)
- Zusätzliche Einnahme von Mineralstoffen als Nahrungsergänzung
- Äußere Anwendungen mit kaltem Wasser (Duschen, Kneipp: Eintauchen in kaltes Wasser)
- Körperliche Bewegung (Gymnastik, Schwimmen, Fahrrad fahren, Yoga)
- Belastung der Muskeln unter Schonung der Gelenke durch z.B. leichte Gartenarbeit, gemäßigte Schwerarbeit
- Gemäßigtes Fitnesstraining, Hanteltraining
- Medikamenteneinnahme auf ihre zwingende Notwendigkeit überprüfen und ggf. auf Naturheilmittel zurückgreifen
- Entgiften des Körpers mit Hilfe von Kräutertees, M.E.T., Japanischem Heilströmen, Sauna
- Ausreichendes Trinken, um die Fließfähigkeit des Blutes zu erhöhen

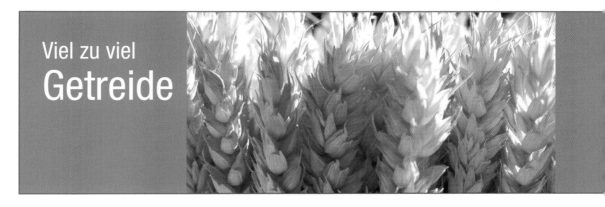

Viel zu viel
Getreide

Die übergroße Begeisterung für Getreide als Grundnahrungsmittel ist der große Irrtum der aktuellen Ernährungslehren.
Leider aber wird genau das ausdauernd von den Ernährungsexperten des Landes gepredigt.
Dabei sind es die konzentrierten Kohlenhydrate, zu denen auch Getreide zählt, die mit schuld sind an Übergewicht, Altersdiabetes, Müdigkeit, einem energielosen Leben.
Die meisten Ernährungswissenschaftler raten vehement zu genau den Broteinheiten, die den Menschen mit Diabetes vom Typ I dann später in den Mund gezählt werden.

Aber Getreide ist doch so gesund ...?
Getreide ist wegen seiner wertvollen Substanzen durchaus empfehlenswert, muss aber aus gutem Grund in der Verzehrmenge limitiert werden.
Vollwertiges Getreide ist zwar ausgeglichen in Yin und Yang (siehe Seite 66), aber ein starker Säurebildner. Es muss ausreichend gekaut werden, damit durch Speichelamylase die Vorverdauung überhaupt gewährleistet ist. Die Speicheldrüsen können jedoch nur eine bestimmte Menge der für die Vorverdauung von Stärke notwendigen Enzyme pro Mahlzeit produzieren.

Deshalb lautet der wichtige Rat: begrenzte Mengen Getreide verzehren!

Außerdem wird bei übermäßigem Konsum von ***Phytinsäure***, die sich ausgerechnet in den vollwertigen Randschichten des Getreides befindet, die Mineralverwertung im Körper behindert.

Bei der heutzutage weit verbreiteten Übersäuerung des Körpers spielt der übermäßige Verzehr von Getreideprodukten eine herausragende Rolle.

Kinder werden von Anbeginn an an den übermäßigen Konsum von Getreideprodukten gewöhnt. Für sie machen diese heutzutage sogar den Hauptanteil der Ernährung aus.
Diese Gewohnheiten setzen sich oft ein ganzes Leben lang fort.

Das ist eine fatale Mitgift, die Kinder von uns erhalten. Ihr Appetit wird sich auch im Erwachsenenalter auf genau diese Nahrung richten, die krank, alt, dick und müde macht.

Getreideprodukte, die im Übermaß verzehrt werden

- **Backwaren:** Brot, Brötchen, Kuchen, Kekse, Getreidechips
- **Kartoffeln:** als Pommes, Bratkartoffeln, Salzkartoffeln, Chips, Aufläufe
- **Nudeln:** als Pasta und in Aufläufen, Eintöpfen, Suppen
- **Reis:** weißer Reis, insbesondere Halbfertigprodukte
- **Pizzen:** bevorzugt aus Auszugsmehlen
- **Müsli:** zum Frühstück oder zwischendurch

Zucker –
die verharmloste Gefahr

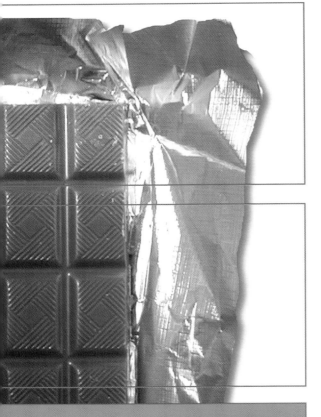

**Magst du auch so gerne Süßes?
Futterst du eine Tafel Schokolade „in einem Rutsch"?
Oder kannst du an keiner Konditorei vorbeigehen? Keine Eisdiele ist vor dir sicher?
Und den himmlisch zuckrigen Desserts bist du regelrecht erlegen?
Na, dann lies mal, was es dazu zu sagen gibt.**

Der heutige Zuckerkonsum ist außerordentlich hoch

1880 lag der Verbrauch pro Kopf bei etwa 2 kg pro Jahr oder 5 g täglich. In der Folgezeit verdoppelte sich der Konsum etwa alle 20 Jahre. Heutzutage konsumiert der Mensch durchschnittlich 36 kg pro Jahr! Hinzu kommen andere Zuckerprodukte wie Fruchtzucker, Sirup, Honig, Eis, Kakaogetränke oder -produkte, Limonaden und Süßigkeiten. Damit nimmt also jeder Bürger sage und schreibe ca. 44,5 kg Zucker jährlich zu sich. Das sind täglich 122 g und etwa 500 kcal im Durchschnitt.

Zucker selbst ist ein völlig „leeres" Nahrungsmittel, das keine Nährstoffe mehr enthält.

Nervengift

Zucker wird als Vitaminräuber bezeichnet. Zu seiner Verarbeitung im Körper benötigt er insbesondere das Vitamin B1, das in der kompletten zuckerhaltigen Pflanze als Begleitstoff vorkommt und beim Raffinationsprozess verloren geht, aber ein wichtiges Nervenvitamin darstellt. So erklärt sich, dass ein hoher Zuckerkonsum nervös macht.

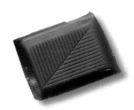
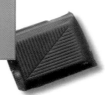

**Versteckter Zucker
ist besonders zu beachten in:**
- Limonaden ● Cola ● Eiscremes
- Tomatenketchup ● Kindertees
- Gebäck und diversen Brotzubereitungen
- Fertiggerichten ● Fischkonserven
- Instantgetränken (z.B. Kakaogetränken, Eistees)
- Joghurt und anderen Milch-Fertigprodukten
- Fertig-Desserts

Wirkungen von Zuckerkonsum

Zucker ist schlimmster Suchtauslöser und Vitalitätsräuber. Zahlreiche Mangelerscheinungen werden durch zu hohen Zuckerkonsum hervorgerufen, und das sind die Gründe:

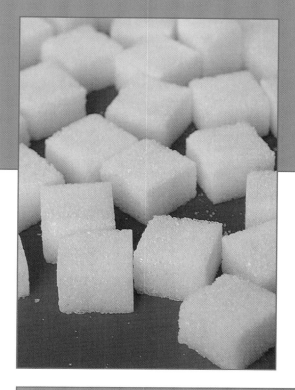

- Begünstigt Nervosität und Gereiztheit, weil er dem Körper das Nervenvitamin B1 entzieht
- Verarmung an Vitamin B2, B6, Niacin, Pantothensäure, Vitamin C und Mineralstoffen, die vom Körper für die Zuckerverwertung „geraubt" werden
- Übersteigerter Enzymbedarf
- Harnsäureerhöhung durch die mit Zucker verbundene Säurebildung
- Schädigung der Darmflora und damit der Abwehrkräfte. Deshalb Anfälligkeit für Infektionen, Leistungsschwäche, Gasbildung, Gärung, Fäulnis, Entzündungen der Darmschleimhaut
- Zahn- und Skelettschäden durch Mineralstoffdefizite legen schon im Kindesalter den Grundstein für schwache Knochen, schlechte Zähne
- Verträglichkeit anderer Nahrungsmittel wird beeinträchtigt, z.B. von Rohkost, Vollkorn
- Fördert Pilzwachstum, bildet einen idealen Nährstoffboden z.B. für Candida albicans (Darmbakterien)

Tief greifende Stoffwechselstörungen

sind die Folge von Vitalstoffmangel, Enzymschäden, Entmineralisierung. Als Krankheitsbilder finden wir Degeneration von Muskulatur und Knochensystem, Zahnverfall, Arthrosen, Bandscheibenschäden, frühes Altern.
Veränderte Blutwerte: *pH-Wert, Harnsäurewert, Blutzuckerspiegel, Blutfettwerte, Cholesterinwerte u.a.*

Verzicht auf Zucker?

Limitieren ist besser. Wird einer lieben Gewohnheit gänzlich entsagt, wächst die Gier danach oftmals ins Unendliche. Die Fantasie kreist dann nur noch um das Verbotene. Nach kurzer Zeit erliegt man zumeist dem Verlangen und es wird wieder unmäßig zugeschlagen, das Versäumte in Windeseile aufgeholt.
Besser ist, dass der Mensch sich auch „kleine Sünden" gestattet und das eben nur gelegentlich.
Mittwochs beispielsweise etwas Schokolade und sonntags ein Stückchen Kuchen.

Es kommt zu Verschleißkrankheiten, die es bei vollwertiger Ernährung nicht gibt. So genannte Alterskrankheiten entstehen deshalb in den späteren Jahren, weil der Körper Ernährungsfehler lange Zeit (oft Jahrzehnte) zu kompensieren vermag.

Der Altersdiabetes ist ein eindrucksvolles Beispiel gerade als Folge des heute üblichen, gefährlich hohen Kohlenhydratkonsums, insbesondere des Zuckers.

Die eigentlichen Degenerationen allerdings finden erst in den späteren Lebensjahren als so genannte „Spätfolgen" statt.

Ist man sich der Folgen des reichlichen Zuckerkonsums für die Volksgesundheit bewusst, stellt sich automatisch die Frage, ob es nicht ratsam wäre, ganz auf die „süßen Verführer" zu verzichten.

Aber ich vertrete auch hier eher den Weg der Mäßigung und nicht den des gänzlichen Verzichts.

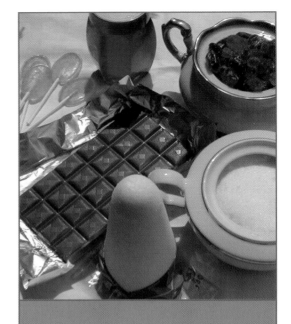

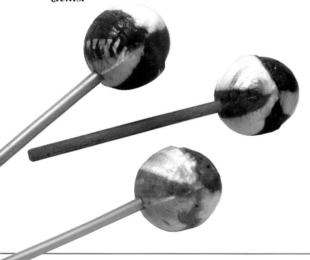

Sucht kommt von Suche

Der unstillbare Appetit auf Süßes ist fast immer die Sehnsucht nach Zuwendung, Aufmerksamkeit, Liebe. Hier sollte als Gegenmaßnahme vor allen Dingen die Liebe zu sich selbst wieder kultiviert werden, Verwöhnprogramme können dafür installiert werden.

Sucht kommt immer von Suche. So stelle man sich die Frage: „Wo gibt es im eigenen Leben Defizite, Hunger nach etwas, was nicht gestillt wird?" Unbewusst versucht der Betroffene diese Lücken mit etwas schnell Verfügbarem zu füllen, und das sind oftmals die süßen Sachen.

Yin und Yang sind der Ausweg

Gegen den süßen „Jap" hat es sich bewährt, rohes Gemüse zu knabbern. Dafür eignen sich: Karotten, Kohlrabi, Radieschen, Blumenkohlröschen, Chicoréeblätter, Sellerieknollen und -stangen. Aber auch Bündnerfleisch oder anderes luftgetrocknetes Fleisch oder magerer Schinken nehmen die Sucht auf Süßes und sättigen.

Wichtig dabei ist, dafür Nahrung aus der Yang-Zuordnung zu wählen. (Siehe Seite 66)

Milch, der viel gelobte Saft
Aber Vorsicht – allzu viel ist ungesund

Als Kinder haben wir bereits gelernt: Milch ist gesund.

Milch galt auch schon bei unseren Großeltern als wertvolles Nahrungsmittel mit wichtigen Inhaltsstoffen für die Gesundheit. Kinder konnten gar nicht genug von diesem kostbaren Saft trinken.

Diese Meinung hat sich z.T. bis zum heutigen Tage fortgesetzt. Dies, obwohl wir alle durch völlig neue Lebens- und Ernährungsweisen ganz tüchtig umdenken müssen in Bezug auf die Zusammenstellung unserer Nahrung.

Was für Großmutter galt, ist heutzutage längst nicht mehr richtig.

Man muss auch in Betracht ziehen, dass unsere Großeltern tatsächlich gar keine andere Wahl hatten, als durch Milch, Fett, Kartoffeln und Brot ihre Nahrung so kalorienreich zu gestalten, dass sie für ihre Schwerstarbeit genügend Kraft zur Verfügung hatten. Die Preise, gerade für Milch, Fleisch, Eier, Speck und Butter, verboten damals von alleine einen Überkonsum dieser Nahrungsmittel.

Gefahrlos konnten unsere Vorfahren also *zusätzlich* zu ihrer Basisernährung, sozusagen als „Genussmittel und Kraftzulage", Milch, Milchprodukte und Fette genießen. Dadurch wurden die Kalorien ins Essen gebracht.

Natürlich hatten damals Milch und Quark auch eine wichtige Bedeutung als Eiweiß- und Kalziumlieferant.

Heute aber leben wir im Überkonsum. Das hat zur Folge, dass wir von den benannten „Genussmitteln" auf jeden Fall zu viel vertilgen.

Milch, früher eine notwendige und wertvolle Bereicherung, ist in jüngerer Zeit kräftig in Verruf geraten.

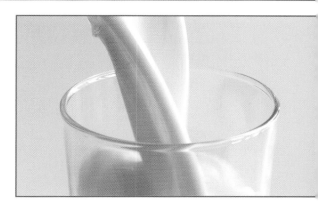

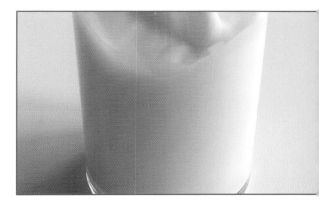

Milch im Verdacht

Nach den Forschungsergebnissen kanadischer Wissenschaftler (Universität Toronto) steht die Milch sogar im Verdacht, bei der Entstehung des Jugendlichen-Diabetes (Typ I) eine maßgebliche Rolle zu spielen. Möglicherweise verursacht das Milcheiweiß eine Autoaggression der Bauchspeicheldrüse, die dadurch ihre eigenen Zellen zerstört.

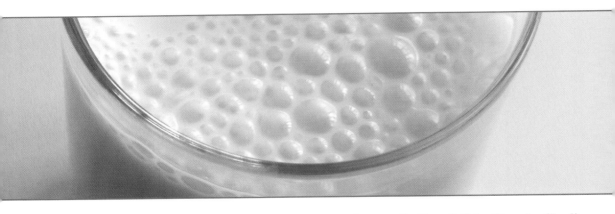

So sieht man in der Kuhmilch und ihren Produkten heute z.B. die mögliche Ursache für die allermeisten Allergien. Es ist offenbar das Übermaß an Fremdeiweiß, das die allergischen Reaktionen hervorruft.

Neurodermitiskranke, aber auch Rheumatiker, reagieren oftmals allergisch auf genau diese Nahrungsmittel.

Man erzielt vielfach spontane Heilerfolge bei diesen Krankheiten, wenn man Milch und Milchprodukte rigoros vom Speisezettel verbannt. Die so genannte tiereiweißarme oder gar -freie Kost hat sich zur Wiederherstellung der Gesundheit häufig als ausgezeichnete therapeutische, darüber hinaus auch als gesund erhaltende Maßnahme bewährt. Längst ist auch bekannt, dass Kinder nur bis zu ihrem dritten Lebensjahr Milch in ihrem Körper bestimmungsgemäß verdauen können. Ihr Körper produziert dazu die erforderlichen Enzyme. Dieses erwirkt die Fähigkeit zur Resorption durch die Dünndarmwand. Diese Möglichkeit verliert sich nach dieser Zeit. Tatsächlich käst Milch im Erwachsenenmagen und kann dadurch die Verdauung insgesamt sogar erschweren.

Soll nun auf Milch ganz verzichtet werden?

Da halten wir es mit Paracelsus, der da sagt: *„Die Dosis macht's!"*

Wir überfütterten Menschen haben in der Vergangenheit einfach übertrieben. Schuld daran waren zum großen Teil die so genannten „Ernährungsexperten". Sie predigten, Kalzium für die Knochen sei nur durch Konsum großer Portionen von Milchprodukten in den Körper zu bringen. So kam es oftmals zu übersteigertem Verzehr dieser Nahrungsmittel.

Die Industrie überall in der Welt hat schnell darauf reagiert und bietet ein zwischenzeitlich riesiges Sortiment von „lecker" zubereitetem Quark, Joghurt, Dickmilch und Milch an. Angeregt durch den verwendeten Zucker, die Verdickungsmittel, Geschmacksverstär-

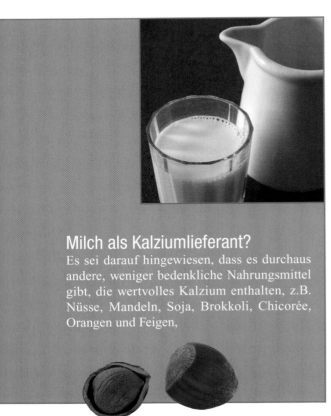

Milch als Kalziumlieferant?

Es sei darauf hingewiesen, dass es durchaus andere, weniger bedenkliche Nahrungsmittel gibt, die wertvolles Kalzium enthalten, z.B. Nüsse, Mandeln, Soja, Brokkoli, Chicorée, Orangen und Feigen,

ker, die eine stark suchtauslösende Wirkung haben, wird maßlos davon gefuttert und geschlemmt.

Auch hierzulande werden Mütter durch das von der Industrie entdeckte Zauberwort „Wertvolle Milch" verführt. Es wird suggeriert, dass man seinem Kind damit „etwas Gutes" tue. *Auch dann, wenn durch industrielle Maßnahmen kaum noch nennenswerte Wertstoffe in der Milch vorhanden sind und der allerletzte Rest noch mit Mengen von Zucker versetzt ist.*

Wer verantwortungsvoll mit der eigenen Gesundheit und der seiner Kinder umgeht, sollte zu einem vernünftigen Maß in Sachen Milchkonsum zurückfinden.

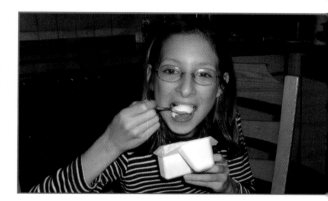

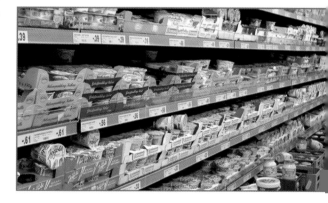

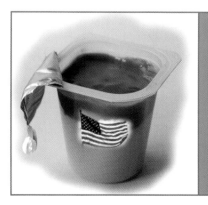

Das Land des unbegrenzten Milchverzehrs

Amerika ist das Land mit dem größten Milchprodukteverzehr auf der Welt. Es gibt dort eine unglaubliche Vielfalt an sehr unterschiedlichen Zubereitungen. Diese verlocken die Kunden zu immer größerem Konsum. Schließlich *macht* Quark doch *schlank …!*
Die Amerikaner aber sind das dickste Volk der Welt!
Fastfood und Milch sind eindeutig die Hauptschuldigen dafür.

Trinkst du genug?

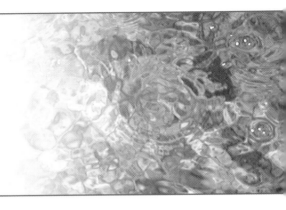

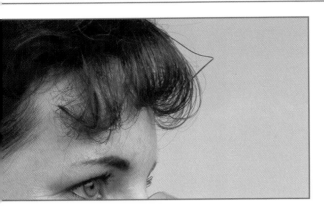

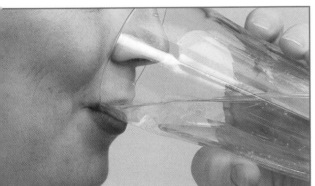

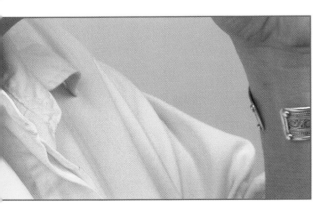

Gehörst du auch zu den Leuten, die keinen Durst haben? Die sich zu jedem Glas Wasser überreden, nötigen lassen müssen? Na, dann ist es aber Zeit für gute Vorsätze und ihre Umsetzung.
Wir alle wissen längst, dass es dringend erforderlich ist, genügend zu trinken. Wie viel aber ist genügend? Und was soll man denn eigentlich bevorzugt trinken, um alle Körpersysteme ausreichend zu versorgen?

Fakt ist, dass alle Verdauungs- und Stoffwechselabläufe für ihr ordnungsgemäßes Funktionieren Wasser brauchen.
Man geht davon aus, dass dafür mindestens 1 1/2 Liter pro Tag getrunken werden sollten. Dies *zusätzlich* zu der Flüssigkeit, die in nahezu jedem Nahrungsmittel mehr oder weniger enthalten ist. Wer Kaffee, Tee oder Alkohol konsumiert, forciert dadurch einen zusätzlichen Wasserbedarf und muss seine Trinkmenge um mehr als dieses Flüssigkeitsmaß noch erhöhen.

Die Aufgabe des Wassers im Körper
● Flüssigkeit ist wichtig, damit das Wasser, das der Körper durch Schwitzen, Urin, Stuhl oder über den Atem verliert, wieder ersetzt wird
● Ausreichend Wasser im Körper unterstützt die Viskosität (Fließfähigkeit) des Blutes und sorgt für zusätzliche Entgiftung durch bessere Nierenfiltration
● Wasser transportiert alle Nährstoffe und den Sauerstoff
● Nur bei genügendem Wasservorrat funktioniert der Elektrolythaushalt im Körper ausreichend, der für die vitalen Vorgänge im Körper zuständig ist und für das Säure-Basen-Gleichgewicht sorgt

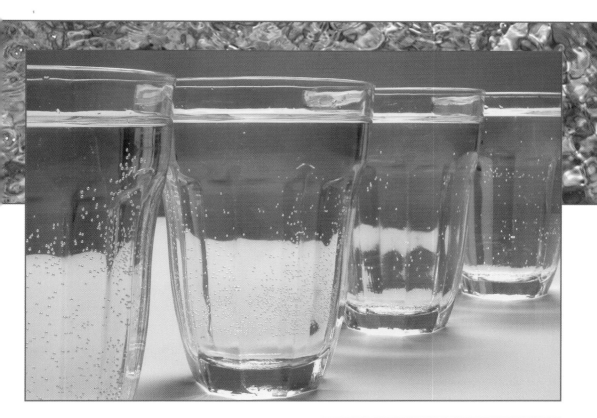

Durst reguliert den Wasserhaushalt

Eigentlich ist die Körperwasserbilanz über den Durst zu regeln.

Leider ist vielen Menschen das nötige Durstgefühl genauso wie das wirkliche Hunger- oder Sättigungsgefühl abhanden gekommen. Diesen Verlust verdanken wir dem Überangebot an Genussmitteln. Es ist also dafür Sorge zu tragen, dass dem Körper in jedem Fall genügend Flüssigkeit zugeführt wird.

Neben diversen Kräutertees bietet sich Mineralwasser als Durstlöscher, aber auch als zusätzlicher Mineralstofflieferant an, wenn darauf geachtet wird, welches Mineralwasser für die Familie gewählt wird.

Bei wertvollen Mineralwässern ergibt sich eine günstige Beeinflussung des Säure-Basen-Haushaltes im Körper.

Durch die Überkalkung und Überdüngung der Böden muss nahezu immer von einem Mineralstoffdefizit bei der Zusammenstellung der täglichen Nahrung ausgegangen werden. Auch dann übrigens, wenn sie vollwertig und von Giftstoffen unbelastet ist. Der saure Regen nämlich, der den Boden entmineralisiert, macht auch vor Öko-Feldern nicht halt.

Wie man sich zum Trinken erzieht

- Im Restaurant oder Café immer Mineralwasser (dazu)bestellen
- Auf den Schreibtisch (am Arbeitsplatz) eine Flasche Wasser stellen, gleich am Morgen ein Glas davon füllen, immer nachschenken
- Den Fernseher erst anstellen, wenn Wasserflasche und Glas bereitstehen
- Nie einen Kaffee trinken, ohne Wasser dazu
- Neben dem Bett eine Flasche Wasser bereitstellen
- Sich eine bestimmte Wassermenge pro Tag „verschreiben" und in Sichtweite stellen

Trinken ist reine Gewohnheitssache. Nach einer gewissen Zeit meldet sich auch das Durstgefühl wieder.

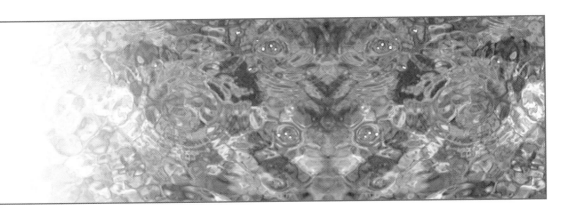

Woran erkennt man ein gutes, reiches, kostbares Mineralwasser und wie unterscheidet es sich von einem leeren, minderwertigen Mineralwasser?

In Deutschland gibt es etwa 400 (!) verschiedene Mineralwässer. Davon gleicht keines dem anderen. Auf den Etiketten ist der jeweilige Charakter (die Zusammensetzung) jedes Wassers abzulesen. Diese unterscheiden sich in 3 Haupttypen:

- **Ein stilles Wasser**, das reichlich von genau den Mineralstoffen enthält, bei denen eine Unterversorgung zu befürchten ist
- **Ein Hydrogencarbonatwasser** ist zu bevorzugen wegen seiner günstigen Beeinflussung bei Übersäuerung
- **Ein Chloridwasser** – dieses sollte man eher meiden, da meist ohnehin schon eine Überversorgung durch Kochsalz (Natriumchlorid) besteht

Sehr wichtig ist, dass die Schadstoffbelastung beachtet wird. Diese bezieht sich auf folgende Kriterien:
Maximal 25 mg/l Nitrat, 150 mg/l Natrium, 0,04 mg/l Arsen, 0,04 mg/l Quecksilber.
Für ein Baby sollten allerhöchstens nur etwa 1/3 der angegebenen Belastung enthalten sein.
Die Analysewerte kann man bei der jeweiligen Brunnenverwaltung erfragen. Für die Gesundheit ist es allemal lohnend, diese Erkundigung einzuholen.

Für das wertvollste Gut des Menschen, nämlich seine Gesundheit, sollte die Auswahl des richtigen Wassers wichtiges Anliegen sein. So kann Mineralwasser seine Funktion als Heilwasser erfüllen.

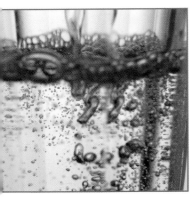
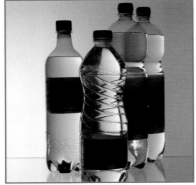
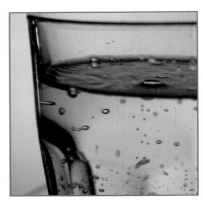

Leben Vegetarier länger?
Ja, daran gibt es keinen Zweifel

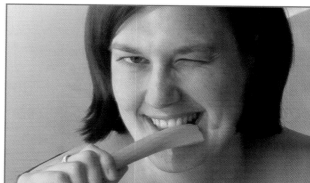

Ich weiß, die Fleischesser werden bei dieser Behauptung aufschreien und mit einer Reihe von Gegenargumenten parieren. Aber auch für sie lohnt es sich, einmal näher hinzulesen: Eine Reihe von Studien belegen, dass Vegetarier der gesündere Teil der Menschheit sind. Dafür seien vier eindrucksvolle Beispiele genannt:

1. **Eine Langzeitstudie des Deutschen Krebsforschungszentrums Heidelberg** ermittelte, dass Vegetarier deutlich länger leben als der Durchschnitt der Bevölkerung. Wenn aus einer Vergleichsgruppe von Menschen, die Fleisch essen, 100 sterben, so sind es bei der gleichen Anzahl von Vegetariern nur 59. Am günstigsten schnitten dabei die Bürger ab, die weder Fleisch noch Eier oder Milch zu sich nahmen (Veganer).

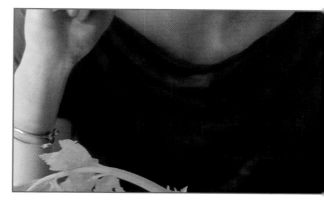

2. **Eine Studie der Fachakademie der Reformhäuser in Oberursel** ermittelte bei mehreren tausend Vegetariern. Dabei ergaben sich im Vergleich zu der gleichen Anzahl von Fleischessern folgende Zahlen:
   - Die Sterberate liegt um 50 % niedriger
   - Das Schlaganfallrisiko liegt um 50 % niedriger
   - Die Krebsrate liegt bei Frauen um 25 % niedriger
   - Die Krebsrate liegt bei Männern um 50 % niedriger

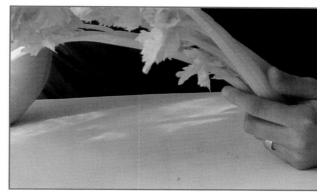

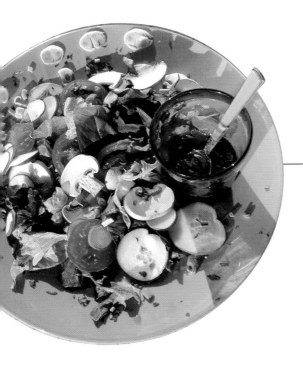

3. *Die Hochschule für Haushalts-*
   und Ernährungswissenschaften in Gießen
   führte eine Studie an 4000 Probanden durch.
   Das Ergebnis war:
   - Infektanfälligkeit war 80 % niedriger
   - Kaum noch Arztbesuche erforderlich
   - Herz-/Kreislauferkrankungen waren deutlich niedriger
   - Es gab kaum Stoffwechselstörungen
   - Altersdiabetes trat kaum auf
   - An Gicht litten nur wenige Teilnehmer, und wenn, dann mit milden Verlaufsformen

4. *Eine Londoner Studie*
   bezog sich auf 11000 Teilnehmer und kam zu diesen Resultaten:
   - Sie hielten häufiger ihr Idealgewicht
   - Ihre Nieren funktionierten besser
   - Die Sterberate lag um mehr als 40 % niedriger
   - Cholesterin- und Harnsäurewerte waren deutlich niedriger
   - Die Krebsrate war um mehr als 40 % gesenkt
   - Atemwegserkrankungen gab es um 50 % weniger
   - Darmerkrankungen traten 50 % weniger auf
   - Hoher Blutdruck war bei 50 % weniger Teilnehmern zu ermitteln
   - Die Teilnehmer nahmen eine positivere Persönlichkeitsentwicklung

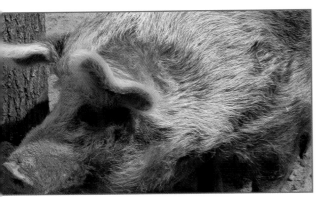

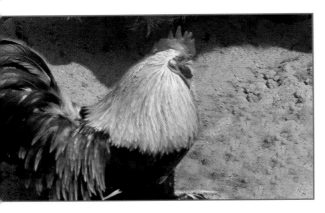

95 % aller Studienteilnehmer hatten keine Mangelerscheinungen.
Allerdings ist bei diesen Gruppen auffallend, dass sie sich mehr bewegen, weniger Alkohol und Zigaretten konsumieren und ihre Nahrung bewusster auswählen als Menschen, die Fleisch essen.

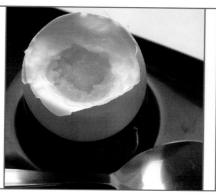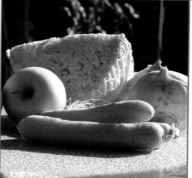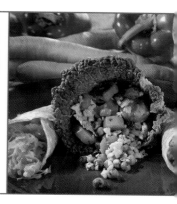

Etwas kritischer muss man die Nährstoffversorgung der *Veganer* (leben auch ohne Ei, Milchprodukte) sehen. Hier ist ein möglicher Mangel an Kalzium, Vitamin B12 und Folsäure zu beachten.

Durch genaue Informationen und das Wissen um den Bedarf des Körpers ist es aber leicht möglich, auch hier einer Unterversorgung entgegenzusteuern.

Solche Ergebnisse sind eindeutig, jedoch nicht neu.

Das eindrucksvollste Beispiel für das Wirken einer ausschließlich vegetarischen Ernährung bietet nämlich unser eigenes Volk.

Die Nation war nach dem Krieg praktisch gesund. Es gab kaum Bandscheibenbeschwerden oder Herzinfarkte, weder Magengeschwüre noch Verstopfungen oder Allergien. Diabetes und hohe Cholesterinwerte waren zu jener Zeit absolute Fremdwörter.

Die Bevölkerung war schlank und stark. Von chronischer Müdigkeit und Gemütsverstimmungen keine Spur.

Wenn jemand krank war, dann lag das an Mangel und Hunger.

Notgedrungen ernährten sich die Menschen damals von Gemüse aus „Wildkraut", wie man heute liebevoll Brennnessel, Melde und Co bezeichnet.

Es gab damals so gut wie kein Fleisch, Fett in homöopathischen Mengen, wenig Brot, keine Nudeln, Reis oder gar Zucker. Gelegentlich kamen ein paar Kartoffeln auf den Tisch, mit einer einzigen Zwiebel vielleicht. Ganz selten gab es ein Ei. Aus Getreideähren, die von abgeernteten Feldern geklaubt waren, drosch man das allerletzte Körnchen, um eine dünne Suppe zu bereiten.

Genau betrachtet, war diese magere Zeit für die Gesundheit der Menschen ein absoluter Glücksfall. Und eine fabelhafte Anschauung. Für uns gut gefütterte Bürger nämlich.

Wenn man denn bereit ist zurückzuschauen!

Die Schlussfolgerung also kann nur sein, dass es die Überernährung ist, die Menschen heutzutage krank werden, unnötig früh altern lässt und ihnen Kraft und Lebensfreude nimmt.

Soll das nun heißen, dass den Fleischtöpfen gänzlich zu entsagen ist?

Ach wo!

Der eindringliche Rat soll vielmehr lauten, dem Fleisch, den Eiern, der Milch wieder den Stellenwert einzuräumen, der richtig ist. Sie sollen wieder kleine Beilagen sein, nicht den Hauptanteil einer Mahlzeit ausmachen.

Gelegentlicher Genuss statt täglichen Konsums, so muss die Devise heißen.

Sind Fleisch und Eier also sorgsam limitiert, kann man zu ganz ähnlich günstigen Ergebnissen kommen, wie hundertprozentige Vegetarier diese für ihre Gesundheit verbuchen können.

Die Trennkost
ein alter Hut?

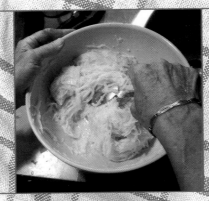

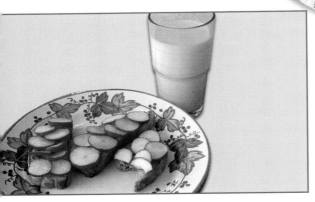

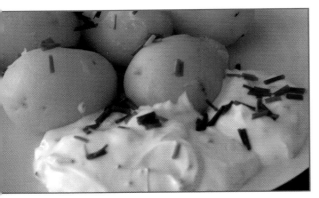

**Klar,
unsere Oma aß
schon so.**
Sie trennte unbewusst die Nahrungsmittel nach Eiweiß und Kohlenhydraten. Die Trennkost ist keinesfalls eine
neue Errungenschaft oder gar die Erfindung
moderner Ernährungsforschender. Vielmehr haben unsere Vorfahren zumeist nach der Trennkost gelebt.
Nicht aus kluger Überlegung, sondern weil sie es
nicht anders gewohnt waren und – weil es gar
nicht anders möglich war.
Alleine durch diese Tatsache sind alle Trennkost-
Anti-Thesen ad absurdum geführt. Denn unseren
Großeltern und deren Eltern und den Gene-
rationen davor waren unsere „modernen" Krankheiten unbekannt.
Zu hohe Cholesterinwerte, Diabetes, Schlaganfälle, Herzinfarkte gab es anno dazumal einfach
nicht.
Lass dir also nicht einreden, dass eine komplette
Mahlzeit aus Kartoffeln *und* Fleisch bestehen
muss.
Von alters her wurden diese Nahrungsmittel auch
getrennt. Oder glaubst du, dass in Ur-Zeiten zu
dem erlegten Fleisch auch die Beilagen serviert
wurden? Da wurde jede Nahrung getrennt von
der nächsten verspeist. So nämlich, wie man es
gerade erjagen, pflücken oder sammeln konnte.
Ach ja, und unsere Großeltern?
Fleisch war zu ihren Lebzeiten viel zu teuer, um
damit täglich den Mittagstisch zu zieren.
Und so sahen sie aus, die „Trennkostmahlzeiten"
unserer Großeltern:

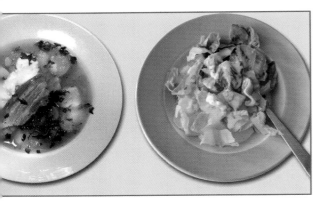

Eintöpfe	mit Kartoffeln, Kohl, Rüben, Hirse, Zwiebeln, als Einlage etwas fettes Bauchfleisch oder gebratener fetter Speck; Mehlschwitze in Schweineschmalz sorgte für Kalorien
Pellkartoffeln	mit Specksoße, Zwiebelsoße oder Salzhering oder Butter oder Kümmel, Quark, Leinöl
Kartoffelpuffer	mit Zucker oder als Brotbelag
Brot	mit Blutwurst, Schmalz, Salzhering, Butter, Margarine, Honig, Mettwurst, Teewurst, Quark, Salzdillgurke, Tomaten, Zwiebelringen, Radieschen, Gurkenscheiben oder einfach nur geröstet oder in Kaffee mit Zucker
Bratkartoffeln	mit Dickmilch, Salat, gebratenen Zwiebeln, Tomaten
Buttermilch-Kartoffeln	mit Speck

Aber was war mit Fleisch und Eiern, mit Käse und Milch?

Das waren Kostbarkeiten, die es nur gelegentlich gab, Fleisch z.B. ausschließlich am Sonntag. Fast nur dann wurde nicht getrennt, sondern gemischt.

So gesehen sortierten unsere Vorfahren etwa zu 85 % ihre Nahrung unbewusst nach der Trennkost. Aber sie hatten noch einen weiteren Gesundheitsvorsprung den heutigen Ernährungsgepflogenheiten gegenüber.

Es wurden reichlich rohe Karotten, Kohlrabi, Radieschen, Tomaten und Mengen von frischem Obst direkt aus dem Garten und immer nur entsprechend der Saison verspeist.

Damit sorgten die Leutchen dafür, dass sie mit Vitaminen und Mineralstoffen üppig versorgt waren.

Unsere Vorfahren nahmen genug basische Nahrung zu sich!

Von Übersäuerung also keine Spur. Folgerichtig kannte man in der guten alten Zeit auch keine daraus resultierenden Erkrankungen. Lass dir also nicht einreden, die Trennkost sei eine unbewiesene Ernährungsthese.

Probiere diese Methode einfach aus und schau die Resultate mit gesundem Menschenverstand an. Dann mach dir selbst ein Bild!

Die Trennkost
Das empfehlenswerte Ernährungskonzept

An der Trennkost entzünden sich die Meinungen der Ernährungsexperten. Dabei entspricht diese Nahrungszuordnung den natürlichen Abläufen der Nahrungsverwertung im menschlichen Körper.

Der menschliche Körper ist eigentlich auf TRENNKOST eingerichtet. Trennkost unterstützt nämlich die zügige Verdauung durch das richtige Zuordnen der Lebensmittel. Dies ist wichtig, weil er Eiweiß und Kohlenhydrate nicht zur gleichen Zeit *vorverdauen* kann.
Die Eiweiß-*Vorverdauung* bedarf der Säure. Die Kohlenhydrat-*Vorverdauung* hingegen läuft mit Hilfe von Laugen (auch Basen genannt) ab.
Säuren und Basen zusammengegossen, würden sich gegenseitig neutralisieren. Somit könnte keine chemische Reaktion, also auch keine Verdauung stattfinden.

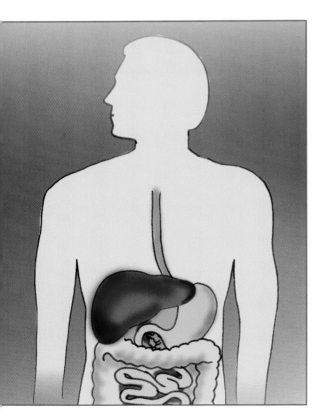

Deswegen hat die Natur für die notwendigen unterschiedlichen Verdauungsschritte verschiedene Stationen eingerichtet.
So beginnt jeder Verdauungsvorgang tatsächlich schon mit dem Blick auf den Teller oder mit der bloßen Vorstellung, der Fantasie.

Die Eiweißverdauung
Gelangt das Signal „Eiweiß" zu bestimmten Gehirnregionen, werden im Magen sogleich die entsprechenden Enzyme und die nötige Menge Magensaft bereitgestellt, um Eiweißnahrung zu empfangen und dort vorzuverdauen, also aufzuspalten. Der so aufbereitete Eiweißbrei wird dann problemlos im Zwölffingerdarm entsäuert, die nunmehr erfolgende *alkalische* Weiterverdauung kann optimal und ungestört ablaufen, um im Dünndarmbereich die bestmögliche Resorption zu ermöglichen.
Für diese Proteinverdauung bildet sich im Mund nur ein dünner, schleimiger Speichel, der lediglich die Aufgabe hat, die gekaute Eiweißnahrung zu verflüssigen und ihr als Gleitmittel in den Magen zu dienen.

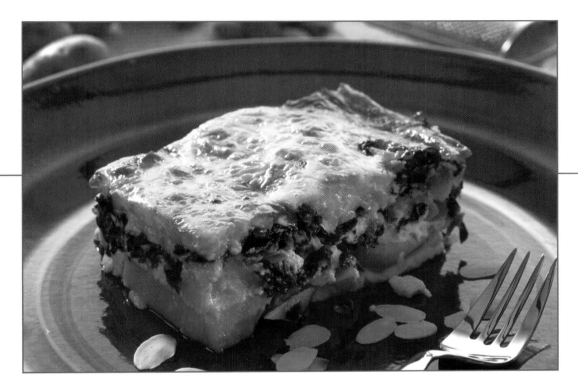

Die Kohlenhydratverdauung

Ganz anders sieht es bei der Aufnahme von *konzentrierten Kohlenhydraten* aus. Dafür ist ein enzymreicher Speichel (Amylase) erforderlich, mit dessen Hilfe die Vorverdauung bereits im Mund beginnt. Diese ist besonders wirksam, wenn durch ausreichendes Kauen die erforderliche Speichelmenge dafür gebildet werden kann.

Der gut durchgespeichelte Kohlenhydratbrei wird im Magen so lange weiter *vorverdaut*, bis der Magensaft den gesamten Speisenbrei durchsäuert hat. Danach findet im Zwölffingerdarm seine Weiterverdauung durch die passenden Verdauungssäfte statt, sodass er im Dünndarm zu Zucker verarbeitet und resorbiert werden kann.

Vorverdauung und Verdauung
Der Magen ist also die *Vorverdauungsstation* für **Eiweiß** und der Mund die *Vorverdauungsstation* für **Kohlenhydrate**.
Die eigentliche Verdauung findet erst im Zwölffingerdarm/Dünndarm statt.
So erklärt sich, dass Menschen notfalls auch ohne Magen auskommen können.

Mischkost – das große Verwirrspiel für den Körper

Wird der Körper mit *Mischkost* gefüttert, fängt das Dilemma schon im Mund an. Welcher Speichel soll nun gebildet werden, der für Eiweiß zuständige oder der für Kohlenhydrate?
Die verschiedenen Nahrungsgruppen behindern sich bereits hier gegenseitig.
Die Vorverdauung von Kohlenhydraten kann demnach nicht ungestört ablaufen.
Die nur unzulänglich vorverdauten Kohlenhydrate kommen dann, vermischt mit Eiweiß, in den Magen, wo die Magensäfte sich durch den viel zu umfangreichen Mischbrei arbeiten müssen, um ihre

Zielgruppe, die Proteine zu erreichen und entsprechend vorverdauen zu können. Es dauert unnötig lange, bis der gesamte gemischte Brei ausreichend durchsäuert ist.

Durch das unnötig lange Verbleiben im Magen gehen Kohlenhydrate, für die der Magen ja hauptsächlich als Durchgangsstation gedacht ist, leicht in Gärung über und Eiweiß in Fäulnis.

Verlässt dieser unzureichend vorverdaute Mischbrei nun endlich den Magen, so muss er im Zwölffingerdarm erst einmal neutralisiert werden, damit hier die Kohlenhydratverdauung, die so mangelhaft im Mund begonnen wurde, und die Eiweißverdauung, die verzögert im Magen stattfand, annähernd effizient weitergeführt werden können.

Aber auch hier können die eingesetzten **Enzyme für die Eiweißverdauung** und die **Enzyme zur Kohlenhydratverdauung** nicht in ihrer vorgesehenen Konzentration wirken, da sie sich durch die Vermischung gegenseitig behindern.

Die Verweildauer der Mischnahrung ist auch auf dieser Station deshalb über Gebühr verlängert. Eiweiß und Kohlenhydrate, nebeneinander zu Fäulnis und Gärung gekommen, entwickeln im Dünndarmbereich Toxine. Diese giftigen Stoffe können durch die Dünndarmwand in Blut- und Lymphbahnen gelangen.

Auch die Fettverdauung erfolgt deshalb oft nicht vollständig und optimal.

Durch die heutzutage praktizierte sehr vermischte Kost ist die von der Natur zügig vorgesehene Verdauung in ihrem Ablauf behindert.

Sie braucht für ihre Verdauungsschritte oftmals die dreifache Zeit. Die dadurch provozierte Gärung von Kohlenhydraten und Fäulnis von Eiweiß verursachen im Körper gesundheitliche Schäden, die häufig zu chronischen Krankheiten führen. Diese nennt man heute gerne „Zivilisationskrankheiten". Bei richtiger Kombination, sinnvoller Zusammenstellung der Nahrung und zügigem Ablauf der Verdauung kommt es fast gar nicht zu diesen Auswirkungen.

TRENNKÖSTLER entlasten die Verdauungsorgane durch Zuordnen der Lebensmittel zu Nahrungsgruppen, die sich insbesondere bei der (Vor-)Verdauung nicht gegenseitig behindern und eine zügige Verdauung ermöglichen. Diese benötigt dann nur 12–24 Stunden, im Gegensatz zu Mischnahrung, die bis zu vollständiger Entsorgung bis zu 72 Stunden und länger (!) im Körper verbleibt.

Ein großer Anteil von basenbildender und ballaststoffreicher Nahrung gehört zu dem Trennkost-Prinzip.

Was bedeutet

Resorption:	Aufnahme von Stoffen über die Haut oder Schleimhaut
Lauge oder Base:	Flüssigkeit mit hoher Mineralstoffkonzentration
Toxine:	Giftstoffe
alkalisch:	Flüssigkeit mit einem pH-Wert über 7
Säure:	Flüssigkeit mit einem pH-Wert unter 7
Protein:	Eiweiß
Speichelamylase:	Enzyme, die Stärke und Zucker abbauen
konzentrierte Kohlenhydrate:	Zucker, Getreide, Kartoffeln u.a.
konzentriertes Eiweiß:	Fisch, Fleisch, Eier, Käse, Milch, Soja u.a. (Obst gehört zu dieser Verdauungsgruppe)
neutrale Nahrung:	Gemüse, Salat, Frisch-Milchprodukte, Fett u.a. (Siehe Trennkost-Tabelle Seite 62/63)

Die Trennkost
So einfach ist sie anzuwenden

In der Trennkost gibt es keine Verbote. Alles ist erlaubt, was schmeckt und der eigenen Gewohnheit entspricht. Allerdings wird der Stellenwert für manche Nahrungsmittel deutlich verändert. Das Prinzip ist, sich deutlich basenüberschüssig zu ernähren und komplexe Kohlenhydrate und tierisches Eiweiß und Fett zu limitieren.

Die Trennkost teilt die Nahrungsmittel in drei Kategorien ein:

1. Komplexe Kohlenhydrate
dazu gehören: Zucker, Getreideprodukte und Kartoffeln
benötigen Vor-Verdauung durch Speichelamylase im Mund

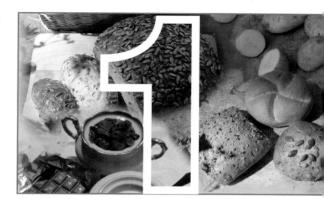

2. Eiweiß-Nahrung
dazu gehören: Fisch, Fleisch, Eier, Käse, Milch, Obst
benötigt Vor-Verdauung durch Säure im Magen

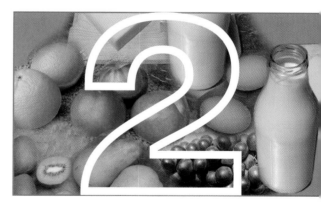

3. Neutrale Nahrung
Frischmilchprodukte, roher Fisch, rohes Fleisch, Gemüse
benötigt keine spezielle ***Vor-Verdauung*** und kann mit **1** oder **2** kombiniert werden

Wichtig ist, dass **1** und **2** nicht zusammen in einer Mahlzeit vorkommen. Es gibt also entweder ***Kohlenhydratgerichte*** oder ***Eiweißgerichte***. Beide Sorten können durch **3**, also ***neutrale Nahrung***, ergänzt werden.

Zwischen den Kategorien 1 und 2 liegen immer 4 Stunden Pause.
Zwischenmahlzeiten werden aus der Kategorie 3 gewählt und benötigen keine Zeitabstände.

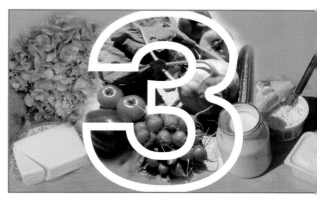

Übersichtstabelle zur vollwertigen Trennkost

EIWEISSBERG

Diese beiden Berge niemals

Fisch, auch geräuchert

Fleisch

Eier

Käse

Milch

Soja

Obst der Region

Obst, exotisch (außer Bananen, Datteln, Feigen)

Früchte getrocknet (außer Rosinen, Korinthen)

Obstsaft, ohne Zucker

Wein

Sekt

Apfel-/Birnendicksaft

Kichererbsenmehl

Früchtetee

Essig

Senf

gekochte Tomate

Seitan (Eiweißprodukt aus Weizen)

NEUTRALER BERG

Frischmilchprodukte
(Quark, Joghurt, Kefir, Dickmilch, süße Sahne, saure Sahne, Crème fraîche, Frischkäse, Kräuterfrischkäse, Schafskäse, Mozzarella, frischer Ziegenkäse)

Käse alle Sorten mit mind. 60 % in Tr.

Salat und Gemüse der Region oder exotisch (außer Schwarzwurzel, Grünkohl)

Fette Butter, Öl, Schmalz, Margarine, Speck (Fett täglich maximal 70 g)

Gewürze, Sojasoße
und alle Küchenkräuter

Eigelb (nur separat neutral)

Pilze

alle Ölfrüchte und Saaten
Avocado, Oliven, Leinsamen, Sesam, Kürbiskerne, alle Nüsse (außer Erdnüsse, dies sind Hülsenfrüchte, s. Seite 63 unten)

roher Fisch
Lachs, Matjes, Sardellen, Kaviar

rohes Fleisch
Mett, Tatar, Mettwurst, Salami, Cervelatwurst, alle luftgetrockneten Fleisch- und Wurstsorten

Obige Nahrungsmittel sind mit dem NEUTRALEN BERG kombinierbar

miteinander kombinieren

Zeitabstand mindestens 4 Stunden →

KOHLENHYDRATBERG

Zucker (nur gelegentlich)

Getreideprodukte Brot und Brötchen, Nudeln (Hartweizen)

Kartoffeln, Reis

Banane, Bananensaft ungesüßt

Datteln und Feigen

Bier

Schwarzwurzeln

Grünkohl

Getreidemalz (Reismalz)

Sirup von Rüben und Ahorn

Tofu (Sojakäse)

rohe Tomaten in kleinen Mengen als neutral zu betrachten

Honig in kleinen Mengen als neutral zu betrachten

Kaffee und Tee (Bohnen- u. Getreidekaffee, Kräutertee)

Schnäpse weiße Schnäpse, braune in kleinen Mengen

Gelatine tierischer oder pflanzlicher Herkunft

Agar Agar

Johannisbrotkernmehl

Sprossen, Keime, Kleie

Melone und **Papaya**

Rosinen und **Korinthen** als einzige Trockenfrüchte

Milchgesäuertes Gemüse Sauerkraut, Rote Beete, Sellerie u.a.

Obige Nahrungsmittel sind mit dem NEUTRALEN BERG kombinierbar

Der KOHLENHYDRATBERG wird auch „Gefahrenberg" genannt. Hier sitzen die Dickmacher, Schlappmacher, Suchtauslöser. Lebenslang limitieren!

Der NEUTRALE BERG wird auch „Trostberg" genannt. Alle Nahrungsmittel daraus können mit dem EIWEISS-BERG oder mit dem KOHLENHYDRATBERG kombiniert oder ohne Zeitabstände separat gegessen werden

Hülsenfrüchte wie trockene Erbsen, Bohnen, Linsen, Erdnüsse sind nicht einzuordnen. Sie enthalten so viel Eiweiß wie Kohlenhydrate, die der Körper nur schwer für die Verdauung trennen kann.

Das Yin-Yang-Prinzip
in der Ernährung sorgt
für das Harmonisieren des Körpers

Yin und Yang sind auch der Knackpunkt für die Esssucht und andere Süchte.
Wie wir wissen, spielt in den asiatischen Ländern in allen Lebensbereichen die Harmonie, also die ausgeglichene Polarität, eine große Rolle. Diese drückt sich aus durch YIN und YANG.
Ernähren wir uns nach diesem Prinzip, so verschwinden viele Krankheiten und Süchte längerfristig ganz von selbst.

Für Menschen in südlichen, also heißen und trockenen Ländern, ist vorwiegend Yin-Nahrung vorgesehen, die dort für die Yang-Atmosphäre und das heiße Blut den Ausgleich schafft. Sie muss kühlende und mäßigende Funktion haben. In unseren kühlen Regionen ist eher Yang angebracht, um so die entsprechende Polarität zu erzielen. Yang unterstützt Verbrennungsvorgänge und aktiviert.
Wir in unseren Gefilden haben uns jedoch paradoxerweise angewöhnt, vorwiegend Yin-betont zu essen, obwohl das von der Natur so nicht vorgesehen ist.
Damit werden bei den Körperfunktionen einige Irritationen verursacht.

Wir unterscheiden:

YANG – das männliche Prinzip in der Ernährung: heiß, trocken, hart, salzig, bitter, gebacken, abgelagert, gekocht, erregend, extrem = *Yang heizt ein*

YIN – das weibliche Prinzip in der Ernährung: weich, süß, sahnig, schmelzend, knackig, knusprig, frisch gebacken, flüssig, kalt, duftend, beruhigend, dämpfend, ausgleichend = *Yin kühlt*

Viele Stoffwechselstörungen resultieren aus diesem Ungleichgewicht.

Mit der richtigen Nahrungszusammenstellung lassen sich harmonische Abläufe weitgehend wiederherstellen.
Ich will hier nicht auf den makrobiotischen* Hintergrund dieser Lehre eingehen. Für unseren aktuellen Weg genügt es, auf die Erkenntnisse dieser Tausende von Jahren alten Esskultur in dem Sinne zurückgreifen zu können, dass wir sie unseren modernen Möglichkeiten anpassen.

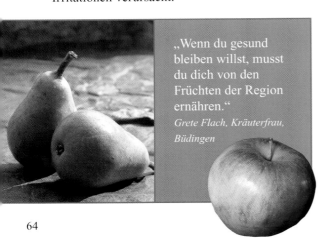

„Wenn du gesund bleiben willst, musst du dich von den Früchten der Region ernähren."
Grete Flach, Kräuterfrau, Büdingen

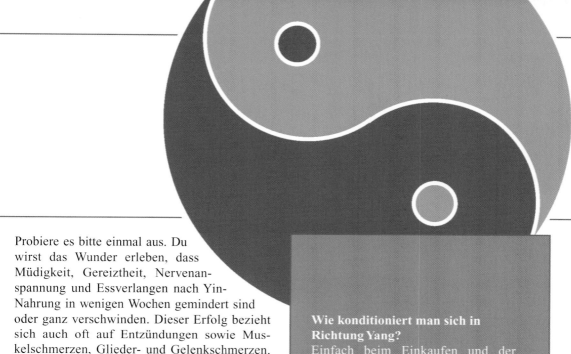

Probiere es bitte einmal aus. Du wirst das Wunder erleben, dass Müdigkeit, Gereiztheit, Nervenanspannung und Essverlangen nach Yin-Nahrung in wenigen Wochen gemindert sind oder ganz verschwinden. Dieser Erfolg bezieht sich auch oft auf Entzündungen sowie Muskelschmerzen, Glieder- und Gelenkschmerzen. Besonders aber der Einfluss auf die Psyche ist deutlich.

Dafür muss in den meisten Fällen lediglich der Yang-Nahrung wieder mehr Aufmerksamkeit geschenkt werden und weniger Yin-Nahrung auf den Speisezettel kommen.

Die Werbeindustrie lockt dich in die Yin-Falle

Merkst du was?

Die Werbeindustrie macht sich das Yin-Prinzip zunutze. Hier locken die Verführer. Fernseh-Spots, Anzeigen, Zeitschriften und Kostpröbchen in Supermärkten: Immer sind es die süßen, knackigen oder weichen Genüsse, die den Gaumen kitzeln und die Lust auf mehr und noch viel mehr machen.

Und genau das ist ausschließlich mit Yin-Nahrung zu erreichen.

So kommt es zur Esssucht, die von vielen Menschen nicht mehr zu kontrollieren ist.

Übergewicht und viele Krankheiten sind die üble Folge.

Wie konditioniert man sich in Richtung Yang?

Einfach beim Einkaufen und der Zusammenstellung der Mahlzeit die Liste der YANG-Lebensmittel (Siehe Seite 66) berücksichtigen, ihnen bewusst den Vorrang einräumen.

Das bedeutet nicht, auf Yin-Nahrung zu verzichten, sondern das verschobene Gleichgewicht wieder zu normalisieren, den Stellenwert zu verändern.

YIN und YANG hat nichts mit Verboten zu tun, sondern mit Empfehlungen, die nach wenigen Wochen zu messbaren und spürbaren Ergebnissen führen.

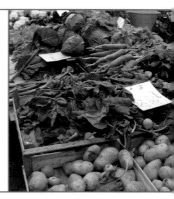

„Kaufe nie eine Nahrung, für die Werbung gemacht wird."
Dr. med. Max Otto Bruker

*Makrobiotik
Bezeichnung für eine Ernährungsweise, die auf den japanischen Philosophen George Ohsawa zurückgeht. Die Grundlage bildet das Yin- und Yang-Prinzip der chinesischen Medizin, nach dem die Nahrungsmittel eingeteilt werden.

Yangwertige Lebensmittel

Gemüse/Salat

Blumenkohl*	Grüne Bohnen*	Lauch**	Schwarzwurzel**
Brokkoli*	Ingwerwurzel**	Löwenzahn***	Sellerie**
Chicorée**	Karotte**	Radicchio**	Spinat*
Endiviensalat**	Knoblauch*	Radieschen*	Topinambur*
Feldsalat*	Kohlrabi*	Rettich*	Weißkohl**
Fenchel*	Kohlrübe*	Rotkohl*	Zwiebel*

Obst

Äpfel, einheimisch**	Beeren, alle*	Pflaumen**
Aprikosen**	Kirschen**	Pfirsiche*

Fette

Pflanzenöle*

Getränke

Getreidekaffee*	Grüner Tee*	Kräutertee*

Vegetarische Eiweiße

Azukibohnen**	Kürbiskerne*	Sonnenblumenkerne*	Tofu**
Kichererbsenmehl**	Sesam*	Soja***	

Fleisch

Geflügel*	Rind**	Wild*

Fisch

Hecht*	Kaviar/Rogen**	Krabben*	Makrele*
Hering**	Kleinfische**	Lachs*	Thunfisch*

Milchprodukte

Buttermilch*	Quark*	Schnittkäse*	Ziegenkäse**
Camembert**	Roquefort**	Schweizer Käse**	

Anmerkung: Ein Übermaß an Milchprodukten soll vermieden werden. Sie sind jedoch wertvolle Träger von Milchsäurebakterien, deshalb bedingt empfehlenswert. Getreide ist Yin-Yang-ausgeglichen

Yinwertige Lebensmittel

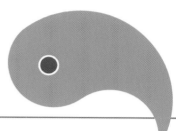

*   etwas yinwertig
**   mäßig yinwertig
***   besonders yinwertig

Die Bewertung mit Sternchen bezieht sich
jeweils nur auf die Nahrungsgruppe

Gemüse/Salat
Artischocke*			
Aubergine***	Gurke***	Kopf-/Eisbergsalat***	Spargel**
Grüne Erbsen*	Kartoffeln***	Mais**	Tomate**

Obst
Ananas*	Datteln***	Orange**	Weintrauben**
Banane**	Frische Feigen**	Pampelmuse*	Zitrone**
Birne**	Melone**	Papaya***	

Vegetarische Fette
Gehärtete Fette***

Getränke
Bier**	Saft**	Wasser*
Bohnenkaffee*	Tee*	Wein/Sekt**

Vegetarische Eiweiße
Haselnüsse**	Leinsamen*	Pinienkerne**
Kokosnüsse**	Paranüsse**	Walnüsse**

Fleisch
Schweinefleisch***

Fisch
Aal**	Austern**	Tintenfisch**

Milchprodukte
Joghurt**	Milch*	Saure Sahne**
Kefir*	Saure Milch*	Süße Sahne*

Tierfette
Rindertalg*	Sauerrahmbutter*	Schweineschmalz**
	Süßrahmbutter**	Speck**

Süßmittel
Dicksäfte***	Honig***	Sirup/Malze***	Zucker***

Unser Frühstück –
eine nationale Katastrophe

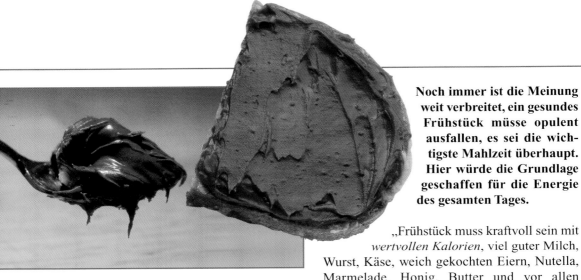

Noch immer ist die Meinung weit verbreitet, ein gesundes Frühstück müsse opulent ausfallen, es sei die wichtigste Mahlzeit überhaupt. Hier würde die Grundlage geschaffen für die Energie des gesamten Tages.

„Frühstück muss kraftvoll sein mit *wertvollen Kalorien*, viel guter Milch, Wurst, Käse, weich gekochten Eiern, Nutella, Marmelade, Honig, Butter und vor allen Dingen Kaffee zum Munterwerden." So die landläufige Auffassung. Und genau dieser „Aberglaube" läutet die „gefährlichen Ernährungsgewohnheiten" ein, die den heutigen Menschen zu seinen Wohlstandserkrankungen führt.

Denn dementsprechend sieht ein modernes Hotelfrühstück aus. In den anspruchsvollen Quartieren werden ganze Frühstücksbuffets aufgefahren, um den Gast mit üppiger Auswahl zu verwöhnen.

Dazu gehört dann auch der Orangensaft, oder soll es lieber der Grapefruitsaft sein?

Eine riesige Auswahl an frischem Obst ist zusätzlich einladend dekoriert.

Cornflakes, Müslisorten, Milch und Zucker stehen ebenfalls zur Verfügung.

Und Quark sowie Joghurt natürlich, an die Gesundheit des Gastes ist ja schließlich fürsorglich gedacht. Dazu bilden große Brot-

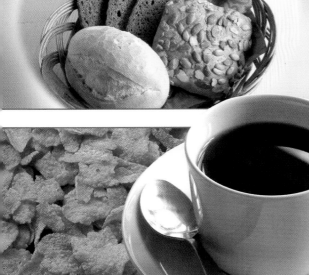

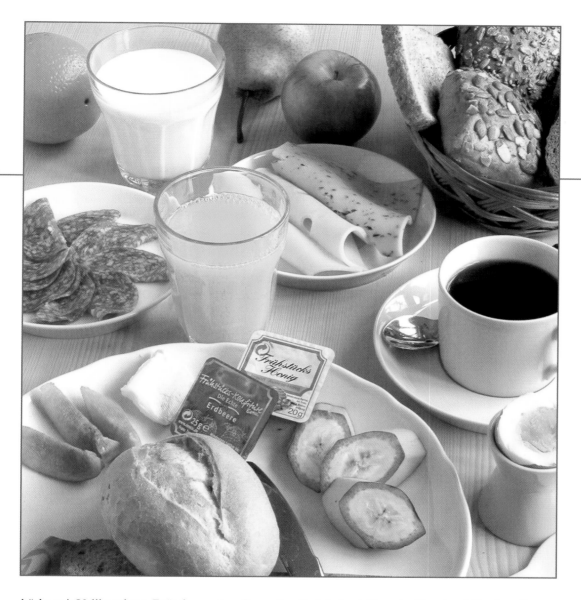

körbe mit Vollkornbrot, Brötchensorten, Baguette, Knäckebrot, Brezeln, Toast und Kuchen die gehaltvolle Basis.

Ich möchte behaupten, das übliche Kohlenhydrat-Frühstück ist auf keinen Fall eine Mahlzeit für Sieger, sondern viel eher ein Loser-Frühstück.

Wer auf diese Weise seinen Tag beginnt, startet mit einer Last für den Körper, die zu ihrer Verarbeitung einen immensen Kraftaufwand benötigt.
Das aber ist genau die Energie, die dir dann fehlt, um einen Tag so aktiv zu starten, wie es eigentlich möglich wäre.
Lass uns also das beschriebene Frühstück einmal genauer betrachten, damit du erkennen kannst, wie sehr du deinen Organismus mit einer solchen Fracht überforderst.

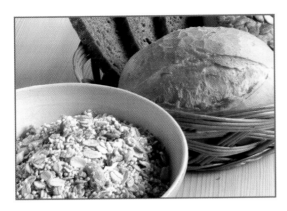

Brot, Brötchen, Toast, Müsli, Flocken und Co

Das ist eine massive Ladung von konzentrierten Kohlenhydraten. Diese aber wirkt im Körper als Säurebildner. Ebenso wie Produkte aus dem vollen Korn.
Ein übersäuerter Organismus macht energielos und schlaff.

Marmelade, Honig, Nutella

sind nicht nur starke Säurebildner, sie veranlassen ein Übermaß an Insulinproduktion. Das ruiniert die Gefäße, macht sie brüchig. Ein hoher Blutzuckerspiegel und später Altersdiabetes können die Folge sein.
Hier lauern zudem die Suchtauslöser.

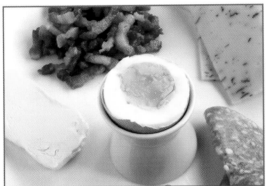

Wurst, Käse, Eier, Speck, Butter, Schmalz

Diese tierischen Proteine und Fette sind heftige Säurebildner und tragen zu hohen Cholesterinwerten und Blutfettwerten bei. Eine solche Auswahl kann bedenklich zu Herz-Kreislauf-Erkrankungen wie Arteriosklerose, Herzinfarkt und Schlaganfall beitragen.

Früchte und Säfte

An sich gut gemeint, aber oft mit Zucker versetzt. In Partnerschaft mit Getreide verzögern sie zudem die Verdauung und tragen zu Gärprozessen bei.

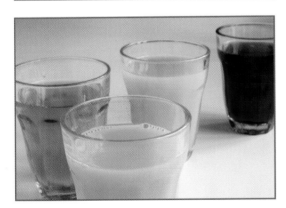

Quark und Joghurt, Frischkäse, Hüttenkäse

Milchprodukte sind durchaus empfehlenswert für ein gesundes Frühstück. In Verbindung mit Zucker und Süßstoff allerdings verlieren sie ihren Wert. Im Übermaß konsumiert, können sie zu Allergien führen und verstärken Rheuma und Gelenkbeschwerden.

Süßstoff – der Blender

Süßstoff wird zur Viehmast verwendet. Er forciert den Appetit und veranlasst zu übermäßigem Weiteressen. Unabhängig davon,
dass die Spätfolgen von Süßstoffverzehr keineswegs erforscht sind, hat er auf einem vernünftigen Ernährungsplan nichts zu suchen. Er ist kein Lebensmittel – sondern ein Schein-Genuss, der die Produktion von Verdauungssäften extrem irritiert, und *der* Suchtauslöser schlechthin ist.

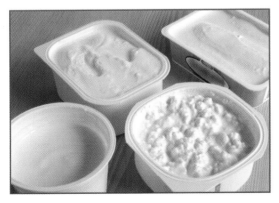

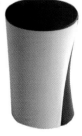

Das gesunde Frühstück

Wie aber soll es sein, das empfehlenswerte Frühstück, das uns in einen Power-Tag begleitet?
Schau doch mal über die Landesgrenzen. Alle unsere südlichen Nachbarn beginnen den Tag mit einer Frühstücks-Kleinigkeit.

Wir aber tafeln, als müssten wir uns wie unsere Vorfahren, die anno dazumal allerschwerste Arbeit verrichtet hatten, gleich morgens mit mächtig vielen Kalorien versorgen.

Klar, Kohlenhydrate sind wichtig für Sportler und Schwerarbeiter, weil sie durch große körperliche Anstrengungen gleich in Energie umgewandelt werden.

Wir bewegungsarmen Innenraum-Menschen allerdings können solche Nahrungs-Bomben kaum verkraften und benötigen eher leichte Kost.

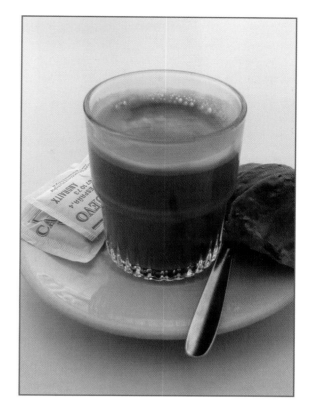

So rate ich dir dringend, dich völlig neuen Frühstücksgepflogenheiten zuzuwenden.
Deine Befindlichkeit wird dir nach einer einzigen Woche schon beweisen, wie leicht und beschwingt man mit einem klug gewählten Frühstück den Tag beginnen kann.

Morgens programmierst du dich selbst

Die Wahl deines Frühstücks bestimmt, was du den Tag über essen möchtest. Beginnst du mit komplexen Kohlenhydraten, willst du später Nudeln, Reis, Kartoffeln, Pizza oder Ähnliches auf deinem Teller sehen.

Beginne den Tag mit Obst

Ich höre dich schon sagen: „Was, kaltes Obst? Nein, das kann ich morgens nicht gleich essen. Ich brauche erst meinen Toast mit Honig und ein gekochtes Ei. Und ich muss meinen Kaffee dazu trinken."
Aber glaube mir, eine solche Gewohnheit ist tatsächlich innerhalb kürzester Zeit zu verändern. Das habe ich unzählige Male bei meiner Arbeit mit Kurgästen und Seminarteilnehmern erlebt. Was zunächst für unwahrscheinlich gehalten wurde, war nach wenigen Tagen Anlass zu echtem Frühstücksglück.
Ich selbst freue mich beispielsweise am Abend schon auf die saftigen Früchte, die mir am nächsten Tag zu der nötigen Morgenfrische verhelfen werden.
Aber es müssen nicht unbedingt ausschließlich Früchte sein, mit denen der Speiseplan beginnen soll, wenn dir das zu wenig sättigend erscheint. Bereite dir doch ein himmlisches Müsli zu. Mit Früchten, Nüssen, etwas Quark und einem Löffelchen Öl, jedoch ohne Haferflocken oder andere Getreideprodukte. Das macht satt, schmeckt und ist genau das richtige Power-Frühstück.
Das Beste daran ist, dass der Verdauungstrakt es ohne Verzögerung verarbeiten kann, es den Organismus nicht belastet und Energie frei bleibt für einen aktiven Tag.
Übrigens ist die Zubereitung eines solches Frühstücks, wenn du alles griffbereit hast, nicht zeitaufwendiger als das Bereiten der gewohnten „Kohlenhydratbombe".

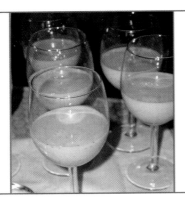
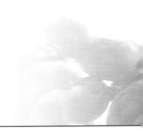

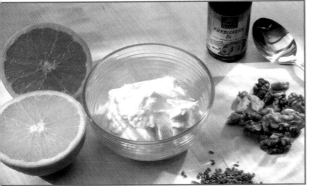

Power-Frühstück

Du hast die Wahl zwischen:

1. frischem Obst *oder*

2. Müsli aus 100 g Quark, 2 Orangen gewürfelt, 2 geh. EL grob gehackten Walnüssen,
1 geh. TL Leinsamen, 1 EL Kürbiskernöl
(oder anderem Öl aus Erstpressung). Ein
solches Müsli kann auch aus anderem Obst
bereitet werden, *oder*

3. viel Obst und etwas Käse, *oder*

4. es darf auch ein Joghurt sein, der mit Obst
verrührt wird, *oder*

5. als Frische-Drink bietet sich Buttermilch
mit frisch gepresstem Orangensaft an

6. Der Power-Drink ist Sojamilch mit Frucht-
mus, z.B. Ananas (Pürierstab)

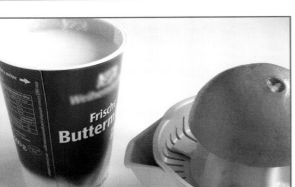

Das Prinzip ist, ein Milchprodukt mit „sau-
rem" Obst zu kombinieren. Das sind alle
Früchte außer Bananen, Datteln und Feigen
(die sind stärker kohlenhydrathaltig).

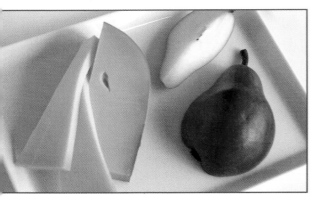
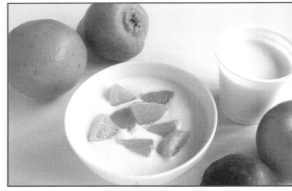

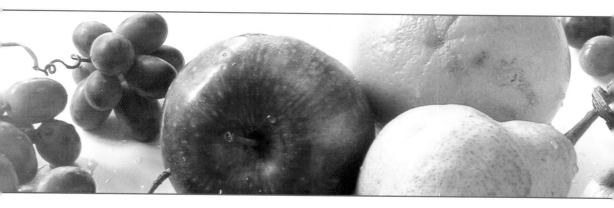

Nach dem Power-Frühstück kannst du dich durchaus auf deinen Morgen-Kaffee freuen. Ohne Zucker und Süßstoff, versteht sich. Dahingegen darf dazu Milch oder Kaffeesahne genossen werden.

Wer früh aufsteht und ein zweites Frühstück dringend braucht, kann vier Stunden *nach* der Obstmahlzeit noch einen kleinen Vollkornsnack zu sich nehmen. Beachte allerdings die Trennkost-Abstände zwischen den Mahlzeiten, dann nämlich kann eine solche Kohlenhydratmahlzeit den Energielevel durchaus heben.

Riesiger Kräftezuwachs

Wenn du dich statt für ein üppiges Kohlenhydratfrühstück für ein Power-Frühstück entscheidest, wirst du eine interessante Reaktion deines Körpers feststellen:

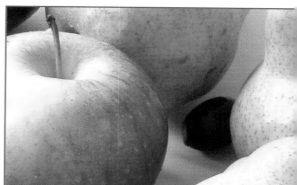

Die Energie wächst, die Leistungen können gesteigert werden, die Laune verbessert sich und du gehst frisch in den Tag.

Das Beste aber ist, dass du während des ganzen Tages deine Ernährungsplanung frei nach deinen Wünschen gestalten kannst, ohne dass deine Gelüste und dein übersteigerter Appetit auf Kohlenhydrate dir einen Strich durch den Ernährungsplan machen.

Der Kohlenhydratsucht nämlich ist man hilflos erlegen, wenn der Tag mit einem „konservativen Frühstück" begonnen wird.

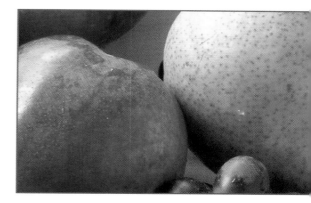

Betreibt man ernsthafte Ursachenforschung und will aussteigen aus dem schädlichen Gewohnheitskarussell, ist es ratsam, dem Frühstück die besondere Bedeutung einzuräumen, die es als Starter in einen erfolgreichen und vitalen Tag verdient.

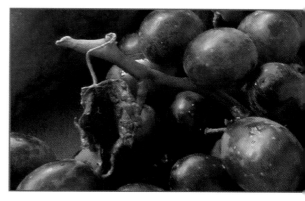

Öl gehört zum Ernährungsplan
Völlig zu Unrecht wird Fett
pauschal zum Dickmacher Nr. 1 erklärt

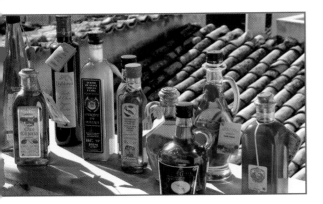

Fett ist nämlich nicht gleich Fett

In Italien, Griechenland, Spanien und anderen Mittelmeerländern gehört ein gutes Öl zur Speisenzubereitung *und* zur Gesundheitspflege. Mit der Menge wird dort keineswegs gegeizt.

Die Salate sind üppig mit Öl begossen, die Pasta schwimmt geradezu in ihm. Dennoch sind die Menschen dort rank und schlank.

Lange schon vertrete ich die Auffassung, dass es einzig die Art des Fettes ist, die darüber entscheidet, ob es dick macht oder nicht, und womit es kombiniert wird.

Es lebt sich keineswegs gesünder, wenn auf Fett verzichtet wird. Der beste Beweis dafür sind die fettreduzierten Nahrungsmittel.

Es ist längst erwiesen, dass diese so genannten Light-Nahrungsmittel keine Lösung für den überernährten Menschen sind. Ganz im Gegenteil. Man futtert nur umso mehr von diesen Produkten. Ohne den gesundheitlichen Gewinn durch ein gutes Fett in Anspruch nehmen zu können, wohlgemerkt.

Die allgemeinen Aufgaben der Fette

- Energielieferant
- Träger der fettlöslichen Vitamine A, D, E, K
- Bildung von Fettdepots
- Speicherung von Nahrungsenergie
- Wärmeschutz
- Polsterfett, auch für die Organe

Die speziellen Aufgaben der ungesättigten Fettsäuren

Fette sind auch am Aufbau verschiedener Hormone beteiligt. Ebenfalls ist ein Aufbau der Zellmembrane ohne diese Fette nicht möglich.

Hochwertige Kaltpressöle mit einfach und mehrfach ungesättigten Fettsäuren sind z.B.:

- Distelöl
- Leinöl
- Maiskeimöl
- Olivenöl
- Sojaöl
- Sonnenblumenöl
- Walnussöl
- Weizenkeimöl

Genaue Anteile der Fettsäuren sind meist den Etiketten zu entnehmen.

Verzehr-Empfehlung für die mehrfach ungesättigten Fettsäuren

Es sollten mindestens 10 g gutes Pflanzenöl pro Tag konsumiert werden.

Das sind etwa 2 EL.

Dieses ist außer in Ölen auch in Nüssen, Sonnenblumenkernen und Weizenkeimen enthalten.

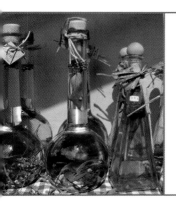

Fettsäuren

- **_Gesättigte Fettsäuren_** kommen überwiegend in tierischen Fetten vor (z.B. in Butter oder Tierschmalzen, Kokosfetten oder Palmkernöl)
- **_Ungesättigte Fettsäuren_** kommen überwiegend in pflanzlichen Fetten vor als:

  einfach ungesättigte Fettsäuren z.B. in Olivenöl, Avocados, Haselnüssen oder Nussölen

  mehrfach ungesättigte Fettsäuren z.B. in diversen Keimölen, Saatenölen, Fisch und Nüssen

  Gesättigte Fettsäuren sind fest, ungesättigte Fettsäuren sind flüssig.

Fett in Maßen

Das versteht sich von selbst. Dennoch benötigt der Körper für alle seine Funktionen, einschließlich der Darmpflege, eine ausreichende Menge von Fett. **_Dafür muss allerdings das richtige Fett gewählt werden_**.

Welches Fett darf es denn sein?

Gute pflanzliche Öle

haben einfach und mehrfach ungesättigte Fettsäuren. Diese können vom Körper nicht synthetisiert (hergestellt) werden. Sie müssen <u>immer</u> mit der Nahrung aufgenommen werden und sind für die Körperfunktionen unerlässlich.

Tierische Fette

hingegen sind weitgehend zu meiden wegen des hohen Gehaltes an Cholesterin und der nahezu nutzlosen gesättigten Fettsäuren. Diese veranlassen den Körper zu überschießender Cholesterinbildung. Cholesterin aber kann in Arterien abgelagert werden und zur so genannten „Verkalkung" führen.

Für wertvolles Öl kann man gar nicht genug Geld ausgeben. Speziell in Distel-, Weizenkeim-, Lein- und Sonnenblumenöl ist reichlich Vitamin E enthalten. Das schützt die Zellen vor schädlichen Umweltgiften, putzt die Adern und erhöht die Stabilität der roten Blutkörperchen.

Rühre das Öl beispielsweise in das Frühstücksmüsli, ins Dressing für knackige Salate oder ziehe es unter gedünstetes Gemüse. Nur bitte bloß nicht erhitzen, sonst verliert es seine Wirksamkeit und es entstehen giftige Substanzen, die sogar zu Krebs führen können!

Die empfohlene Zufuhr am Tag soll jedoch 1 g pro kg Körpergewicht nicht übersteigen.

Öle aus Massenfertigung

Sie sind nicht so wertvoll, wie oftmals deklariert und wie es bei vollwertigen Ölen wünschenswert ist. Bei Kaltpressung und schonendster Herstellung bleiben alle ursprünglichen Wertstoffe in ausreichender Menge enthalten. Bitte achte also unbedingt auf die Herstellungsart.

Versteckte Fette

In Kuchen sind bis zu 30 % Fett enthalten. Schokolade weist sogar ca. 40 % davon auf. Aber auch in Chips und Pommes frites ist ein gefährlich hoher Anteil von wertlosen Fetten zu finden. **Achtung:** Mit Fett erhitzte Kohlenhydrate bilden das gesundheitsgefährdende Acrylamid.

Fett zum Braten

Dazu eignet sich ein gutes Butterschmalz. Besonders empfehlenswert ist die indische Butter Ghee, die geklärt ist und deshalb höher erhitzt werden kann. Aber auch Olivenöl eignet sich zum Braten. Für beide Fette aber gilt: Auf keinen Fall über 200° C erhitzen!

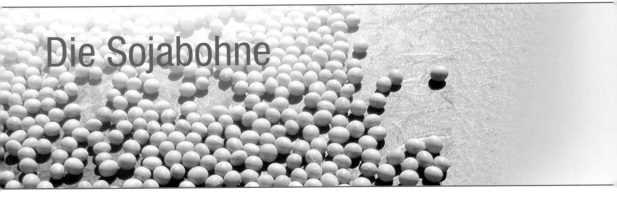

Die Sojabohne

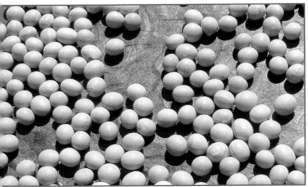

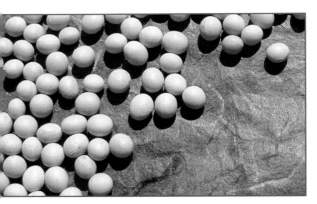

Soja überaus ökonomisch
Darüber freut sich die Haushaltskasse, denn aus 500 g Sojafleisch lassen sich 20 sättigende Portionen bereiten. 150 g Sojabohnen ergeben 2,2 Liter Sojamilch oder ca. 280 g Tofu.

Soja besteht zu einem sehr hohen Anteil aus Rohproteinen.
Durch dieses wertvolle Eiweiß, das sich gut vom Körper verwerten lässt, ist es eine wertvolle Nahrung für Mensch und Tier.

Die Wertschätzung von Soja und Tofu im asiatischen Raum ist mit der Verehrung des täglichen Brotes im Abendland zu vergleichen. Soja wird als Fleisch des Feldes oder Fleisch ohne Knochen bezeichnet.
Dies aber ist, was den Eiweißgehalt anbetrifft, stark untertrieben. Denn der durchschnittliche Eiweißgehalt des Fleisches liegt bei etwa 14 % und erreicht damit nur 1/3 des Eiweißgehaltes der Sojabohne.

Der außerordentlich hohe ernährungsphysiologische Wert ist somit unbestritten, und die eindeutig bessere Gesundheit der Menschen in asiatischen Ländern, deren Ernährungsgrundlage Sojaerzeugnisse sind, beweist dies.

Für die von uns vertretene Ernährungslehre ist jedoch besonders bedeutungsvoll, dass Soja im Gegensatz zu Fleisch basenüberschüssig ist und der Übersäuerung des Körpers entgegenwirkt.
Ebenfalls im Gegensatz zu Fleisch bestehen die Kohlenhydratanteile in Soja ausschließlich aus Ballaststoffen. Diese sind praktisch nicht verwertbar. Sie dienen somit in hohem Maße als Quell- und Faserstoffe der Verdauungsunterstützung. Das ist ein maßgeblicher Unterschied zu anderen Hülsenfrüchten, die bekanntlich größere Mengen von Stärke enthalten.
Dazu ist Soja cholesterinfrei.

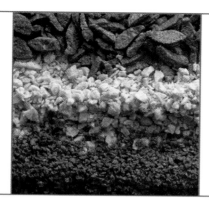

Wir unterscheiden folgende Sojaprodukte:

- Sojamehl mit etwa 50 % Eiweiß
- Tofu (Sojakäse)
- Sojamilch
- Soja-Eiweiß-Konzentrat mit 50–70 % Eiweiß (Sojafleisch)
- reines Soja-Eiweiß als Isolat mit ca. 90 % Eiweiß
- Sojaöl, reich an lebenswichtigen (essentiellen) Linolsäuren

Soja beginnt, sich als wertvolle Nahrung auch in unseren Regionen durchzusetzen. Überrascht registriert der Verbraucher, wenn er sich zu einem Versuch „durchgerungen" oder womöglich einen Soja-Kochkurs besucht hat, dass Sojaprodukte genauso vielseitig zuzubereiten und ebenso schmackhaft sind wie Fleisch.

Nur sollte man nicht vergessen: Es handelt sich hier um ein neues, ungewohntes Produkt, dessen Handhabung man sich erst einmal zu Eigen machen muss.

Dabei ist die Zubereitung von Soja kinderleicht. Sie ist praktisch innerhalb eines halben Tages erlernbar. Danach ist man bereits Experte.

Mit Soja kann man herrlich kochen. Aus den verschiedenen Sorten lassen sich (fast) alle Rezepte herstellen, die man/frau vom Fleisch her kennt.

SOJA ist die wertvolle Alternative zu Fleisch als wichtiger Proteinlieferant, aber ohne die Nachteile, die der Konsum von tierischem Eiweiß mit sich bringt. Soja ist cholesterinfrei sowie ballaststoffreich. Und – es ist schon ein gutes Gefühl, dazu beizutragen, dass für diesen „Fleischgenuss" keine Tiere sterben müssen ...!

Soja für die schlanke Linie

Pro sättigende Portion hat Soja nur 70 kcal. Außerdem ist es yangwertig, also nicht Esssucht auslösend, unterstützt die Verdauung und wirkt Verstopfungen entgegen.

Soja für die Verdauung

Durch den hohen Ballaststoffanteil wirkt es sich sehr günstig für die Darmgesundheit aus. Es erhöht die Peristaltik (Darmbewegung) und „formt" den Stuhl.

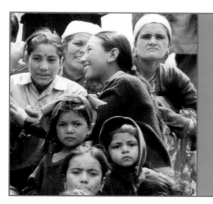

Soja hat Phytohormone

Asiaten kennen viele Krebsarten gar nicht, andere kaum. Diese positive Gesundheitsbilanz ist auf den Verzehr von Soja zurückzuführen.

Die Asiatin kennt im Übrigen keine Wechseljahresbeschwerden. Phytohormone (pflanzliche Hormone), die diese Ergebnisse bewirken, sind in Soja enthalten.

Kleine Mahlzeiten über den Tag verteilt?

Davon rate ich dringend ab

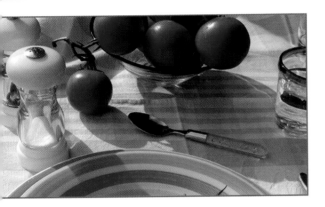

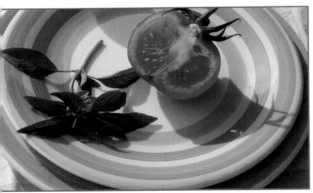

Wenn immerzu etwas gegessen wird, können die verschiedenen Verdauungsstationen nicht ungestört arbeiten, um den Weg frei zu machen für den Nahrungs-Nachschub.

Wird ständig „nachgeladen", ist die Produktion von Verdauungsenzymen empfindlich gestört. Der zügige Ablauf der Funktionen ist behindert, Nahrung wird oftmals unzulänglich verdaut.

Es ist sinnvoll, nur 2 bis 3 Hauptmahlzeiten am Tag einzunehmen.
Diese sollten sein:
- das Frühstück
- das Mittagessen
- ggf. ein leichtes Abendessen

Was aber ist mit dem Hunger zwischendurch?

Musst du dringend etwas zwischen den Mahlzeiten essen? Dann ist es ratsam, genau zu planen, was es denn sein darf.

Als kleine Appetitzügler eignen sich Obst, rohes Gemüse, auch gelegentlich mal ein Joghurt, ein Powerdrink aus Sojamilch und Früchten oder auch ein paar Nüsse, selten ein Nussriegel mit Rosinen, gesüßt mit Fruchtdicksaft.

Diese kleinen Snacks benötigen keine aufwändige Verdauung, nehmen den „süßen Appetit" und versorgen den Körper mit der nötigen Energie. Sinnvoll ist es, auch für solche kleinen Happen die Trennkost-Zeitabstände einzuhalten und darauf zu achten, was zueinander passt.

Aber – noch viel besser ist es für das Wohlfühlen, wenn auf die Zwischenmahlzeit ganz verzichtet werden kann.

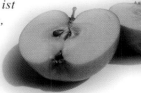

Die Gewohnheiten unserer Vorfahren

Unseren Großeltern wäre es nie eingefallen, neben den drei üblichen Mahlzeiten etwas zu sich zu nehmen. Da wurde allerhöchstens mal in einen Apfel gebissen. „Damals" saß übrigens die ganze Familie bei den Mahlzeiten gemeinsam am Tisch und – es wurde ausgiebig gekaut, auch das ist wirksame Verdauungshilfe.

Du möchtest abnehmen?
Wenn dir das bisher noch nicht gelungen ist, verdankst du das der *Homöostase*

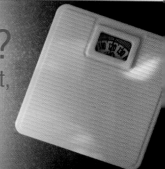

Ein Steuermechanismus im Gehirn verhindert grundlegende Veränderungen des Körpergewichtes.

Wer hat sich nicht schon darüber gewundert: Kaum waren überzählige Pfunde endlich verschwunden, siedelten sie sich ruck, zuck wieder auf den Hüften an.

Jo-Jo lässt grüßen!

Der Körper gibt nur ungern wieder her, was er einmal hat. Die medizinischen Wissenschaftler gehen davon aus, dass die Erhöhung bzw. Senkung des Energieverbrauches durch eine Steuerung im Gehirn geregelt wird. Dafür tritt eine Studie der New Yorker Rockefeller-Universität den Beweis an.

Im Gehirn scheint das Maß für ein individuelles Grundgewicht gespeichert zu sein. Das lässt vermuten, dass jeder Mensch sein ureigenes Gewicht hat.

Gelegentliche Abweichungen werden wie von einer Steuerstelle registriert und durch entsprechende Stoffwechselveränderungen wieder ausgeglichen.

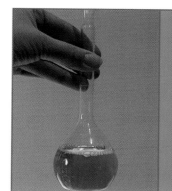

Diese „Trickkiste der Natur" heißt Homöostase.
Die Definition im Pschyrembel (Klinisches Wörterbuch) dazu lautet:
Homöostase: Konstanz (Aufrechterhaltung) des so genannten inneren Milieus des Körpers mit Hilfe von Regelsystemen mit dem Hypotalamus (Teil des Zwischenhirnes) als übergeordnetem Zentrum. Damit Regelung der Körpertemperatur, des Kreislaufes, des pH-Wertes, des Wasser- und Elektrolythaushaltes, Steuerung des Hormonhaushaltes u.a.

Man kann das exakte Funktionieren eines solchen Regelkreises nicht genug bewundern. Unabhängig von äußeren Einflüssen kann sich ein System also geraume Zeit auf dem gewohnten Level halten, ohne Einbußen zu erleiden oder gar zusammenzubrechen.

Es braucht uns daher nicht zu erstaunen, dass unsere Diätbemühungen oftmals über viele Jahre hin ohne dauerhaft positives Ergebnis bleiben. Schließlich vermag das beschriebene Steuersystem auch dafür zu sorgen, dass wir durch erhöhten Appetit, ja sogar unerklärliche Gier, und damit weiteren Kalorienkonsum mühsam verlorene Pfunde rasch wieder zusetzen.

Hieße eine solche Erkenntnis nun auch, dass es ja völlig zwecklos sein müsse, eine entsprechende Veränderung anzustreben? Wenn die Natur sich doch bereits für uns festgelegt hat ...!?

Keineswegs!

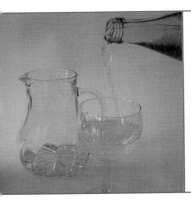
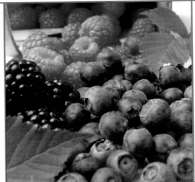
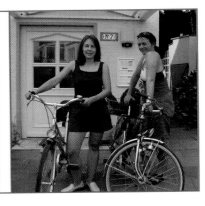

So gelingt Umgewöhnung

Wichtig ist es, nicht „wild" zu essen, sondern einem Konzept zu folgen. Darum sollten genaue Essenszeiten und gleich bleibende Portionsgrößen festgelegt werden.

Die Ernährungsempfehlungen sind:

- Viel trinken
- festgelegte Portionen nicht überschreiten
- mehr yangwertige Nahrung als yinwertige Nahrung
- wenig komplexe Kohlenhydrate
- Die richtige Vorratshaltung: Einkaufen nach aufgestelltem Ernährungsplan und regelmäßiges Überprüfen der gewünschten Vorräte auf Vollständigkeit

Unterstützung durch:
- sportliche Aktivitäten
- ausgefüllte Freizeit mit festen Plänen wie Verabredungen, Aufenthalt an der frischen Luft, Wellness-Wochenenden, Kurse

Die für uns in unserem Hirn gespeicherte konstante Größe muss ganz und gar nicht ein Leben lang gelten.

Halten wir uns doch einmal vor Augen, wie es zu der gespeicherten Kapazität gekommen ist: Neben den genetischen Mitbringseln ist es doch in allererster Linie der „Faktor Gewohnheit", aber auch die permanente Anschauung, die zu den erworbenen Prägungen beigetragen haben.

Aus allen bisher gemachten Erfahrungen wissen wir zwischenzeitlich, dass sich nahezu jedes Programm in unserem Kopf auch wieder umschreiben lässt.

Nur muss sich jeder von vornherein darüber im Klaren sein, dass er sich mit seinen Diätplänen, sollen sie ein Erfolg auf Dauer werden, auf ein langfristiges Projekt einlässt. Dann allerdings kann durchaus, bei entsprechender Konsequenz, damit gerechnet werden, das Ziel zu erreichen und es dauerhaft zu halten.

Die Umstellung der Ernährung ist allerdings nur *ein* Faktor.

Zusätzlich ist es angesagt, die neuen Ernährungserkenntnisse zu manifestieren. Alte Gewohnheiten werden quasi durch neue Gewohnheiten ersetzt. Dazu gehört ebenfalls, das Denkmuster und die Lebensführung völlig neu einzustellen.

Für die Möglichkeit einer tatsächlichen Änderung spricht, dass Menschen ihr Gewicht durch falsche Gewohnheiten schließlich nach oben hin verändert haben. Genauso lässt es sich folglich auch nach unten hin einstellen.

Sodbrennen – und Tschüss!
Der Säureüberschuss in deinem Magen

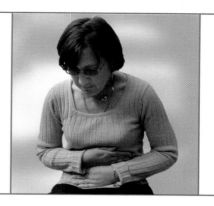

Kennst du das eklige Gefühl auch, wenn die Säure in der Speiseröhre hochsteigt? Sodbrennen kennen die meisten Menschen. Für viele von ihnen ist eine quälende Erfahrung daraus geworden, die sich zum Teil chronisch manifestiert hat. Helfen da wirklich nur Legionen von kleinen Pillen, die bei vielen Bürgern das ganze Leben begleiten? Schließlich klingt die Werbung dafür recht harmlos.
Aber: Diese Säurehemmer sind Medikamente, die empfindlich eingreifen in die Produktionsabläufe des Verdauungstraktes. Wie aber sonst solltest du die lästigen Beschwerden loswerden?

Tatsächlich verlieren die allermeisten Menschen das Sodbrennen innerhalb weniger Tage, wenn die Ernährung entsprechend umgestellt wird.

Wenn man weiß, wie Sodbrennen entsteht, ist es gar nicht schwer, es für immer zu verabschieden. Und das geht so: Wir wissen bisher, dass für die Eiweiß-Vorverdauung im Magen Salzsäure gebildet wird. Um diesen chemischen Prozess zu bewerkstelligen, nehmen die Belegzellen des Magens eine bestimmte Substanz aus dem Blut. Mit deren Hilfe entsteht Salzsäure. Diese wird ins Innere des Magens entleert.
Das dabei anfallende „Abfallprodukt" ist eine Base.
Sie wird über den Blutweg abtransportiert und, damit es im Körper nicht zu einer Basenflut kommt, zu den basenbildenden Organen geschleust. Diese sind die Leber, Gallenblase, Bauchspeicheldrüse, der Dünndarm.
So weit ist der Vorgang sicher noch verständlich. Wir begreifen ja, dass zu viel Salzsäure bei der Protein-Vorverdauung produziert wird und diese dann das Sodbrennen verursacht. Wie aber kann es kommen, dass wir besonders dann Sodbrennen verspüren, wenn wir z.B. Brot essen? Zu dessen Verdauung wird doch im Magen gar keine Säure benötigt, also wird sie doch auch nicht produziert? Oder doch?
Die Erklärung ist im Prinzip einfach: Wenn der Verdauungstrakt die für die Kohlenhydrate notwendigen Basen zur Verdauung im Dünndarmbereich benötigt, findet der oben beschriebene Vorgang umgekehrt statt. Die Basen werden nämlich ebenfalls in den Belegzellen des Magens hergestellt.
Nur – dann ist das „Abfallprodukt" die Säure.

Die Formel für den chemischen Vorgang der Säurebildung
$NaCl + CO_2 + H_2O \longleftrightarrow HCl + NaHCO_3$.
Das bedeutet:
Natriumchlorid + Kohlendioxid + Wasser $\longleftrightarrow$ Salzsäure + Natriumbicarbonat.

Da in der Regel viel zu viel von den Nahrungsmitteln konsumiert wird, die der Basenverdauung bedürfen, fällt dann als Nebenprodukt natürlich eine viel zu große Menge von Magensäure an, die niemand benötigt! Und diese steigt, wenn sie zu üppig vorhanden ist, die Speiseröhre hoch, was zu Verätzungen und chronischen Beschwerden führen kann.
Und genau das bemerken wir als unangenehmes Sodbrennen.
Alles klar? Sonst lies es einfach noch einmal.

Zivilisationskrankheiten sind
Ernährungskrankheiten

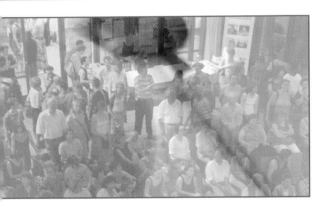

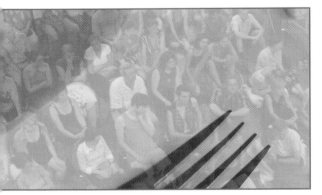

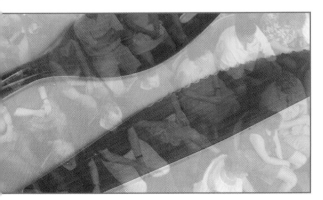

Ich weiß, eine solche Behauptung passt nicht recht in unsere heutige Welt, in der selbst Erfahrungswerte erst gelten, wenn sie wissenschaftlich bewiesen, möglichst mit Doppelblindstudien* belegt sind.

Ich stütze mich jedoch auf meine Erfahrungen mit über 200 000 Seminarteilnehmern und Kurgästen. Diese wurden mit meinem Ernährungskonzept von Trennkost-Seminarleitern, Ernährungswissenschaftlern oder Heilpraktikern betreut.

Alle Anwender bestätigen nahezu ohne Ausnahme, dass sie ihre gesundheitliche Situation deutlich verbessern konnten, solange sie sich nach unseren Vorschlägen ernährten.

Nicht wenige von diesen Seminarteilnehmern haben allein durch die Ernährungsumstellung ein energievolles Leben erst kennengelernt und strahlende Gesundheit zurückerobern können.

Neben den Erfahrungen, die jeder Anwender an sich selbst beobachten kann, sollten ihm durchaus auch die Ernährungsgepflogenheiten in anderen Ländern und Kontinenten als Anschauung dienen in Bezug auf die damit verbundene Volksgesundheit.

* Doppelblindstudie: Konzept, bei dem weder Patient noch Prüfer bzw. Arzt wissen, welcher Wirkstoff verabreicht wird.

Es kann doch kein Zufall sein, dass anderswo Herz-Kreislauf-Erkrankungen mitsamt den Herzinfarkten und Schlaganfällen nahezu unbekannt sind.

Alterszucker ist in den allermeisten Weltregionen ein Fremdwort. Und was ist mit den Ländern, ja Kontinenten, wo die Senioren stark und geistig fit sind? Von Alzheimer oder Demenz keine Spur.

Fettleibigkeit, brüchige Knochen, Venenleiden, Rheuma, Gicht, Arthrose, Magen-, Nieren-, Gallenleiden, geistiger Verfall – das alles soll eine Folge falscher Ernährung sein? Ja, das möchte ich behaupten.

Freilich, Bewegungsmangel, Umweltgifte und seelischer Stress sind ebenfalls Risikofaktoren. Aber sie spielen nur dann eine entscheidende Rolle, wenn der Körper wegen seiner Mangelversorgung genügend Angriffsfläche für das Zerstörungswerk von außen bietet.

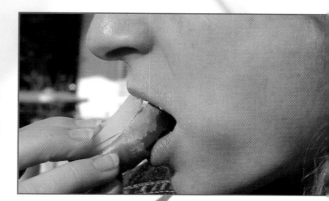

Schauen wir sie uns ruhig genauer an, die hausgemachten Erkrankungen und die Schwachpunkte unserer Gesundheit.
Was durch Ernährungsfehler verursacht wurde, kann aber durch ein intelligentes Ernährungssystem zumeist wieder regeneriert werden.

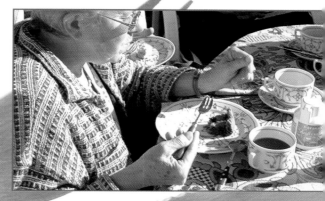

Es lohnt sich also, dass du dich kundig machst, welche natürlichen Maßnahmen von dir selbst angewandt werden können, damit du teilhaben kannst an einer fabelhaften Gesundheit, an seelischer Stabilität und frischem, vitalen Aussehen.

Dazu hat meine Tochter, Heilpraktikerin Nina Schlieske, in den nachfolgenden Tabellen zusammengefasst, welche Funktionen die Organe haben, aus welchen Ernährungsfehlern sich gesundheitliche Defizite ergeben und was genau zur Regeneration/Vorbeugung unternommen werden kann.

Die Körperfunktionen, ihre Erkrankungen und Gesundheitstipps

Die Knochen
bilden das Stützgerüst des Körpers

Erkrankungen	Ursachen	Regenerieren / vorbeugen mit
Osteoporose verminderte Knochendichte mit erhöhtem Bruch-Risiko	● Östrogenmangel ● niedriger Knochen-umsatz *hervorge-rufen durch:* Diabetes mellitus ● Schilddrüsen-überfunktion ● Alkohol, Nikotin, Koffein ● Tumoren ● Bewegungsmangel ● ererbte Schwäche ● Mineralstoffmangel ● Vitaminmangel ● Lichtmangel ● Diäten	**Ernährung:** *Kieselsäurehaltige Lebensmittel wie:* Vollkornbrot mit Natursauerteig, grünes Gemüse mit hohem Fasergehalt, Sojaprodukte, Avocados *Kalziumreiche Lebensmittel wie:* Mangold, Sesam, Grünkohl, Brokkoli *Meiden:* phosphorhaltige Nahrung (Cola, Fertigprodukte, Wurst, Schmelzkäse, Schokolade) **Bewegung:** Knochenbelastung mit Gewichten (Hanteln) Gymnastik Licht tanken durch Aufenthalt im Freien **Pflanzenheilkunde:** Kräuter wie Petersilie und Schnittlauch essen
Rachitis gestörte Mineral-aufnahme im kindlichen Körper	● Vitamin-D-Mangel	**Ernährung:** *Vitamin-D-reiche Lebensmittel wie:* Eigelb, Aal, Hering, Weizenkeimöl, Avocados **Bewegung:** zehnminütiger Sonnenaufhalt 3-mal wöchentlich **Pflanzenheilkunde:** *Brunnenkresse:* Blätter in Salat *Winterpostelein:* Blätter in Salat *Löwenzahn:* Blätter in Salat, Tee trinken

Die Gelenke
sorgen für Beweglichkeit

Erkrankungen	Ursachen	Regenerieren / vorbeugen mit
Arthrose schmerzhafte, degenerative Gelenkerkrankung mit Zerstörung des Knorpels und der Gelenkauskleidung	●ererbte Schwäche ●Verletzungen ●Mangelernährung ●Gewebsübersäuerung ●Übergewicht ●hormonelle Störung ●die Gelenke belastende Sportarten ●Schwerarbeit	**Ernährung:** viel Obst, Gemüse, Salat, Soja, Nüsse, Olivenöl ggf. Gewichtsabnahme **Bewegung:** Radfahren, leichte Gymnastik Muskeltraining **Pflanzenheilkunde:** *Aloe Vera:* trinken und Auflage *Kohl:* Saft trinken und Blätterauflage *Teufelskralle:* einnehmen *Brennnessel / Löwenzahn:* Frischblätter und Wurzeln im Salat *Rosmarintee:* trinken *Rosmarinöl:* einreiben
Gicht Durch hohe Harnsäurekonzentration in Gelenken eingelagerte Kristalle verursachen schmerzhafte Entzündungen (z.B. am großen Zeh). Gilt als Risikofaktor der Arteriosklerose	●Übergewicht ●Säure bildende Nahrung: Zucker, Getreide, Fleisch, Wurst, Eier, Kakao, Hülsenfrüchte ●zu viele Tomaten, Gurken, Auberginen ●zu wenig trinken ●Nierenfunktionsstörungen ●Diabetes mellitus ●Alkoholmissbrauch	**Ernährung:** viel trinken basenreiche Kost: Obst, Gemüse, Salate *Ernährungsumstellung auf Trennkost senkt Harnsäurespiegel oft schon messbar nach einer Woche* **Bewegung:** Spaziergänge, Joggen, leichte Gartenarbeit, gemäßigter Sport **Pflanzenheilkunde:** *Brennnessel:* Saft trinken *Löwenzahn:* Saft trinken

Die Leber

Müllverbrennungsanlage des Körpers: Bildung von Galle, vielfältige Stoffwechselaufgaben

Erkrankungen	Ursachen	Regenerieren / vorbeugen mit
Fettleber Verfettung von mehr als 50 % der Leberzellen	● Alkohol ● Überernährung ● Diabetes mellitus ● Fettstoffwechselstörung	**Ernährung:** Soja, Spargel, Petersilie, Rote Beete, Artischocke Gemüse und Obst (abends nicht als Rohkost) fettarm essen Trennkost
Leberzirrhose (Schrumpfleber) Zerstörung der Leberläppchen	● chronischer Alkoholismus ● chronische Virushepatitis ● Gallenwegserkrankung ● Autoimmunvorgänge ● Medikamente ● Genussgifte ● Pestizide in der Landwirtschaft	**Bewegung:** Stressabbau z.B. durch Yoga und Spaziergänge **Pflanzenheilkunde:** *Mariendistel:* Tee trinken *Löwenzahn:* Stängel essen, Blätter in Salat, Wurzeln kauen, Tee trinken *Heublumen:* Säckchen auflegen *Rosmarin:* Tee trinken und Auflagen

Gallenblase und Gallenwege

speichern Galle, die in den Zwölffingerdarm abgegeben wird

Erkrankungen	Ursachen	Regenerieren / vorbeugen mit
Gallensteine Zusammenballung um einen Kristallisationskern in Gallengängen bzw. Gallenblase	● Stauung in der Galle und den Wegen ● Diabetes mellitus ● zu viel Cholesterin ● Überernährung ● unausgewogene Ernährung ● Schwangerschaft ● erbliche Faktoren	**Ernährung:** *Lebensmittel mit Bitterstoffen wie:* Chicorée, Endivie, Radicchio, Artischocke, Aubergine *allgemein:* viel Gemüse Olivenöl tierischen Fetten vorziehen **Bewegung:** Im akuten Zustand Bewegung vermeiden **Pflanzenheilkunde:** *Schöllkraut:* Homöopathische Mittel *Löwenzahn:* Tee trinken, Wurzeln und frische Blätter in Salat, *Kurkuma* zum Würzen von Speisen (außer bei bestehenden Steinen) *Schafgarbe, Pfefferminze, Brennnessel Gänsefingerkraut:* Tee trinken *Schwarzen Rettichsaft:* trinken *Kamillen:* Öl äußerlich

Die Bauchspeicheldrüse

produziert pro Tag 1 bis 1,5 l Pankreassaft zur Neutralisierung des sauren Speisebreies.
Hormon der Bauchspeicheldrüse: Insulin, reguliert den Kohlenhydratstoffwechsel

Erkrankungen	Ursachen	Regenerieren / vorbeugen mit
Pankreatitis Entzündung der Bauchspeichel-drüse mit Selbstandauung (Auto-Aggression)	• Alkoholismus • Gallenwegs-erkrankung • Medikamente • Infektionen • Bauchoperation • Spiegelung des Zwölffingerdarms • Überernährung	**Ernährung:** Obst, Gemüse, Salat, pflanzliche Ballaststoffe wie Guarkernmehl und Haferkleie, wenig Fleisch und Wurst, hochwertige pflanzliche Öle langsam essen und kauen, um Blutzuckerschwankungen zu vermeiden Kohlenhydratkonsum limitieren *Heilwässer* mit Magnesium oder Sulfaten trinken **Bewegung:** Spaziergänge, Joggen, leichte Gartenarbeit, etwas Sport **Pflanzenheilkunde:** *Boxhornsamen:* Tee trinken *Bohnenschalentee:* als warme Leibwickel (gegen Diabetes mellitus) *Ringelblumen:* Tee trinken *Bockshornklee:* aufs Essen streuen *Löwenzahn:* Tee trinken *Mariendistel* (weil Leber in Mitleidenschaft gezogen): Tee trinken *Heidelbeeren:* als Saft oder frische Früchte *Ginkgo:* Saft trinken *Heusäckchen:* warm auflegen

Die Haut

schützt den Körper vor Hitze und Kälte, Fremdstoffen, Krankheitserregern.
Ist wichtigstes Sinnesorgan und reguliert Körpertemperatur sowie Wasserhaushalt

Erkrankungen	Ursachen	Regenerieren / vorbeugen mit
Neurodermitis chronisch wiederkehrende, nässende und schuppige Hautekzeme mit Rötung und Krustenbildung, meist stark juckend	● genetisch bedingt ● Lebensmittelunverträglichkeiten ● Milchprodukte ● tierisches Eiweiß ● Nüsse ● Zitrusfrüchte ● Meeresfrüchte ● Fisch ● Getreide, besonders Weizen ● Konservierungsstoffe ● Emulgatoren ● Lebensmittelfarbstoffe ● div. Nahrungsmittelzusatzstoffe (z.B. Geschmacksverstärker)	**Ernährung:** viel Gemüse, Salat Obst auf Verträglichkeit testen Soja auf Verträglichkeit testen Öle mit einfach und mehrfach ungesättigten Fettsäuren ***Omega-3-Fettsäure-haltige Lebensmittel:*** (siehe Schuppenflechte) **Bewegung:** jede Art von Sport, besonders an der frischen Luft **Pflanzenheilkunde:** ***Waschungen:*** dafür Tee verwenden mit: ***Bittersüß, Eichenrinde, Walnuss, Calendula, Borretsch, Beinwell*** ***Bittersüß:*** Tee trinken ***Stiefmütterchen:*** Tee trinken ***Löwenzahn:*** Tee trinken ***Salbe*** aus ***Borretschöl, Calendula, Beinwell***
Akne Mitesser durch übermäßige Talgproduktion, Entzündung und Vereiterung derselben	● genetische und hormonelle Einflüsse ● Bakterien ● chemische Gifte (Umwelt, Arbeitsplatz) ● Medikamente ● Genussgifte wie Alkohol, Schokolade, Zigaretten ● zu viel tierische Proteine ● zu viel tierische Fette ● scharf gewürztes Essen ● Fastfood ● zu wenig Ballaststoffe ● seelische Probleme	**Ernährung:** ***Ernährungsumstellung auf:*** 1-mal wöchentlich Obsttag, sonst viel Gemüse, Salat, Soja, Olivenöl, viel Mineralwasser trinken ***Zinkreiche Lebensmittel:*** Kürbiskerne, Hülsenfrüchte, Schalentiere und Rindfleisch **Bewegung:** jede Art von Sport, besonders an der frischen Luft **Pflanzenheilkunde:** ***Walnuss, Stiefmütterchen, Ackerschachtelhalm, Hauhechel, Quecken, Löwenzahn, Brennnessel:*** Tee trinken

Die Haut
Fortsetzung

Erkrankungen	Ursachen	Regenerieren / vorbeugen mit
Schuppenflechte (Psoriasis) schuppige, silbrige oder gerötete Hautstellen, die scharf begrenzt sind, oft juckend	● seelische Belastung ● Infektionen ● Kälte ● Alkohol ● Zucker ● Zitrusfrüchte ● Kaffee ● tierische Proteine, besonders Schweinefleisch ● tierisches Fett	**Ernährung:** viel Gemüse, Salate ***Omega-3-Fettsäure-haltige Lebensmittel:*** mindestens ein Mal wöchentlich Seefisch-mahlzeit; Schwarzkümmelöl, Borretschöl, Rapsöl, Sesamöl, Olivenöl bevorzugen ***Omega-6-Fettsäure-haltige Lebensmittel meiden*** (fördern Entzündungen und konkurrieren mit der Omega-3-Fettsäure): Maiskeim-, Sonnenblumen- und Diestelöl sowie Margarine und Backfette viel trinken **Bewegung:** jede Art von Sport, besonders an der frischen Luft Schwimmen im Meer **Sonstige Empfehlungen:** milde Sonnenbäder Bäder mit Salz aus dem Toten Meer **Pflanzenheilkunde:** *Salbe* aus ***Borretschöl, Calendula, Beinwell*** *Salbe* mit ***Klettenlabkraut*** ***Erdrauch:*** Tee äußerlich auftragen ***Echtes Labkraut:*** Tee trinken ***Ackerstiefmütterchen:*** als Tee oder Kompresse

Die Schilddrüse

Hormonbildung für den Grundumsatz *(Energieproduktion, notwendig zur Erhaltung der Organfunktionen)*, Wirkung auf den Stoffwechsel von Fetten und Kohlenhydraten, steigert Eiweißaufbau, aktiviert Nervensystem, reguliert Kalziumspiegel

Erkrankungen	Ursachen	Regenerieren / vorbeugen mit
Vergrößerung der Schilddrüse 15 % der Bevölkerung sind betroffen	●Mangel an jod-haltiger Nahrung ●Magnesiummangel	**Ernährung:** *jodhaltige Nahrung wie:* Seefisch, Milch, Gemüse (Brokkoli, Möhren, Feldsalat) jodhaltige Mineralwässer *Nahrung, die Eisen und Vitamin B enthält, wie:* Brunnenkresse, Endivie, Portalak, Weizen- und Sojakeime *Magnesiumhaltige Nahrung wie:* Sonnen-blumenkerne, Johannisbeeren, Gurken, Radieschen, Paprika, Kopfsalat, brauner Reis **Bewegung:** Spaziergänge, Schwimmen im Meer leichte Gartenarbeit **Pflanzenheilkunde:** *Blasentang:* gelegentlich eine Hand voll ins Essen oder als Tee mit Anis und Süßholz *Brunnenkresse:* essen
Überfunktion der Schilddrüse chronische Autoimmun-erkrankung oder Schilddrüsen-entzündung, die mit Herzrasen und Rastlosigkeit einhergeht	●zu viel Schild-drüsenhormone, verursacht durch: anregende Getränke wie Kaffee, Tee, Alkohol ●tierisches Eiweiß (wg. der Hormone) ●tierische Fette (wg. der Hormone) ●Säure lockende und Säure bildende Nahrung wie Zucker, Getreide-produkte, Wurst, Fleisch, Fett	**Ernährung:** **Basenbildende Nahrung wie:** Obst, Gemüse, Salat pflanzliches Eiweiß Soja (pflanzliche Hormone) vollwertiges Getreide **Bewegung:** Spaziergänge, Schwimmen im Meer leichte Gartenarbeit **Pflanzenheilkunde:** Zur Beruhigung: *Baldrian* als Tee, Pflanzenpresssaft oder Tinktur *Melisse* als Tee, in Salben oder als Öl ins Badewasser *Arnikatinktur* als Herzkompressen (Tinktur, 3 bis 10fach mit Wasser verdünnt) *Herzgespann:* Tee 14-tägig als Kur (nicht während der Schwangerschaft)

Die Schilddrüse
Fortsetzung

Erkrankungen	Ursachen	Regenerieren / vorbeugen mit
Unterfunktion der Schilddrüse ist eher selten	●Mangel an Schilddrüsenhormonen, Ursache ist selten Jodmangel	**Ernährung:** *jodreiche Nahrung wie:* Fisch, Meeresfrüchte, Zwiebeln, Lauchgemüse, alle Kressearten, Jodsalz, japanische Algen zum Würzen Meiden von Kohl und Sojabohnen, da diese die Anreicherung von Jod in der Schilddrüse hemmen **Bewegung:** wie bei *Vergrößerung der Schilddrüse* **Pflanzenheilkunde:** *Braunalgen:* Tee trinken *Salbei:* Tee trinken *Brunnenkresse:* Salat essen *Brennnesselsamen:* Salat essen

Der Fettstoffwechsel
Fette aus Magen, Dünndarm und Bauchspeicheldrüse gelangen durch die Dünndarmwand zu ihren Zielorganen

Erkrankungen	Ursachen	Regenerieren / vorbeugen mit
Fettstoffwechselstörung begünstigt Entstehung einer Arteriosklerose **erhöhte Cholesterin-Werte** **erhöhte Blutfettwerte**	●genetisch bedingt ●Alkohol ●fettreiche Kost (tierisches Fett) ●zu viel tierisches Protein ●Übermaß an Feinzucker und Feinmehl ●Diabetes mellitus ●Medikamente ●Schilddrüsenerkrankung	**Ernährung:** Soja, Artischocke, Löwenzahnsalat, rohe Zwiebeln, Knoblauch, Bärlauch, Karotten, Äpfel, Avocado, Grapefruit, Haferkleie **Bewegung:** jede Sportart nach eigenen Möglichkeiten **Pflanzenheilkunde:** *Löwenzahn:* Tee trinken *Löwenzahnwurzel:* Tee trinken, auch als Kaltaufguss trinken *Mariendistel:* Tee trinken *Wegwarte:* Tee trinken

Das Herz

pumpt das Blut durch den ganzen Körper: Nährstoff- und Sauerstoffversorgung

Erkrankungen	Ursachen	Regenerieren / vorbeugen mit
Herz-Insuffizienz erforderliche Blutmenge kann nicht transportiert werden **Angina pectoris** Verengung der Herzkranzgefäße als Vorbote des Herzinfarktes **Herzinfarkt** Gewebetod des Herzmuskels infolge einer Mangeldurch-blutung, durch Verschluss von Herzkranzgefäßen, durch Thrombusbildung in arterioskle-rotisch veränderten Gefäßabschnitten	●Erhöhung der Blutfettwerte ●erhöhte Cholesterinwerte (LDL-Cholesterin) ●Rauchen (20 Zigaretten pro Tag verdreifachen das Risiko) ●Bluthochdruck ●Diabetes mellitus ●Übergewicht ●erhöhte Harnsäurewerte ●Stress/Sorgen ●emotionale Belastung wie Ärger, Angst, Enttäuschung, beruf-licher Druck ●Fehlernährung: zu viel tierisches Protein, zu viel tierische Fette, zu viel leere Kohlenhydrate ●zu wenig Bewegung ●zu wenig trinken ●zu viel Kaffee, Tee, Alkohol	**Ernährung:** vollwertige Ernährung mit viel Obst, Gemüse, Salat, Ballaststoffen, guten Ölen, Soja, Tofu, Fisch, wenig mageres Fleisch, Zwiebeln, Knoblauch, Vollkornbrot mit Natursauerteig, bevorzugt Dinkel, Hafer, Hirse, Kleie ausreichend trinken **Bewegung:** Spaziergänge bei jedem Wetter **Pflanzenheilkunde:** *Weißdorn:* Tee trinken, Dragees nach Dosierungsanleitung einnehmen **Sonstige Empfehlungen:** *Rosenquarz-Heilstein:* beruhigt das Herz

Die Blutgefäße
Kreislaufsystem versorgt Körper mit Sauerstoff und Nährstoffen, transportiert Kohlendioxid ab

Erkrankungen	Ursachen	Regenerieren / vorbeugen mit
Bluthochdruck dauerhafte, nicht situationsbedingte Erhöhung über 140/90 mm Hg. Etwa 25 % aller Todesfälle sind Folgen eines Bluthochdruckes	●Möglicherweise anlagebedingt ●Fehlernährung ●Bewegungsmangel ●Stress ●Erkrankung der Niere ●Bestimmte Medikamente wie z.B. Cortison, aber auch die Antibabypille, Schilddrüsenhormone ●Hormonstörungen ●Übergewicht	**Ernährung:** Vollwerternährung Sellerie, Knoblauch wenig tierisches Protein wenig tierische Fette gute Öle Heilfasten, Saftfasten **Bewegung:** täglich 3 km rasches Gehen vorsichtiges Saunieren Entspannung Autogenes Training **Pflanzenheilkunde:** *Mistel:* Kaltauszug trinken *Knoblauch:* roh zu den Mahlzeiten essen *Weißdorn:* Tee trinken, Dragees nach Dosierungsanleitung einnehmen *Lindenblüten:* Tee trinken kurmäßig 2–3 Wochen
Niedriger Blutdruck drei Formen: 1. ohne erkennbare Ursache 2. Ausdruck einer schweren Grunderkrankung 3. plötzlicher Blutdruckabfall (Schwindel)	●zu wenig Blutvolumen ●Sauerstoffarmut ●Bewegungsarmut ●Bettlägerigkeit ●zu wenig trinken ●Übersäuerung durch zu viel Kohlenhydrate ●durch Arteriosklerose ●bestimmte Medikamente	**Ernährung:** *Basen bildende Nahrung wie:* Obst, Gemüse, Chicorée, Endivie, Radicchio, Rucola, Soja stilles Wasser trinken **Bewegung:** gemäßigter Sport Aufenthalt im Freien, lange Spaziergänge bei jedem Wetter Sauna Kneipp'sche Anwendungen **Pflanzenheilkunde:** *Rosmarin:* Tee trinken *Ginseng:* Tee trinken, Dragees nach Dosierungsanleitung einnehmen *Weißdorn:* Tee trinken, Dragees nach Dosierungsanleitung einnehmen

Die Venen

transportieren das Blut zurück zum Herzen

Erkrankungen	Ursachen	Regenerieren / vorbeugen mit
Krampfadern geschlängelte und erweiterte Venen	● ererbte Anlage für Venenwandschwäche oder eingeschränkte Funktion der Klappen ● sitzende Tätigkeit ● Übergewicht ● Schwangerschaft ● Übersäuerung: Wände verlieren an Elastizität ● Rauchen und Alkohol erweitern Blutgefäße ● Verstopfungen ● zu wenig trinken: beeinträchtigt Fließfähigkeit ● Bewegungsarmut: behindert Blutrückfluss ● schwer tragen ● heiße Bäder: Gefäße erschlaffen ● enge Kleidung ● zu viel tierische Proteine/Fette ● zu viel komplexe Kohlenhydrate: Zucker, Getreideprodukte ● Kaffee ● Tee	**Ernährung:** ***ballaststoffreiche Nahrung wie:*** Gemüse, Salate, Obst, Soja hochwertige Öle Mineralwasser Kräutertees Trockenobst ohne Konservierungsstoffe **Bewegung:** elastisches Laufen Schwimmen Kneipp'sche Anwendungen/Güsse Tautreten Wechselduschen **Pflanzenheilkunde:** ***Lehmwickel*** ***Kohlblattwickel*** auf die betroffenen Stellen

Die Arterien
transportieren das Blut vom Herzen fort

Erkrankungen	Ursachen	Regenerieren / vorbeugen mit
Arterien-verkalkung krankhafte Veränderung der Arterienwand mit Verdickung, Verhärtung, Elastizitätsverlust und Verengung. Folgen können sein: Arterienverschluss-krankheiten Thrombosen Herzinfarkt Schlaganfall **Aneurysmen** Arterienausweitung mit der Gefahr des „Zerreißens"	● Nikotin ● Bluthochdruck ● Fettstoffwechsel-störungen ● erhöhte Cholesterinwerte ● erhöhte Homozysteinwerte ● Diabetes mellitus ● Gicht ● Übergewicht ● Bewegungsmangel ● zu viel tierisches Eiweiß ● zu viel tierisches Fett ● zu wenig trinken ● Übersäuerung durch Wurst, zu viel Brot und Getreideprodukte, Süßigkeiten	**Ernährung:** vitaminreiche Nahrung mineralstoffreiche Nahrung ballaststoffreiche Nahrung hochwertige Pflanzenöle viel trinken Soja und Tofu Mungbohnen Azukibohnen Karotten Heil- und Saftfasten **Bewegung:** gemäßigter Sport Walking **Pflanzenheilkunde:** *Ginkgo:* Saft trinken *Knoblauch* und andere Zwiebelgewächse, auch Bärlauch essen

Die Nieren
sind Filterorgane. Sie regulieren den Wasser- und Elektrolythaushalt und dienen dem Säure-Basen-Gleichgewicht im Blut

Erkrankungen	Ursachen	Regenerieren / vorbeugen mit
Erhöhter Harnsäurespiegel Übersäuertes Gewebe	● zu viel Fleisch, Wurst, Eier, Zucker, Getreideprodukte	**Ernährung:** Trennkost ist *die* Nierenregenerations-Diät Auf genügend Flüssigkeitszufuhr achten Reduzieren von Nahrungsmitteln, die Purine enthalten, wie z.B. Tomaten, Gurken, Fleisch **Pflanzenheilkunde:** *Zinnkraut:* Sitzbäder nehmen *Labkraut:* Tee trinken *Gelbe Taubnessel:* Tee trinken *Birkenblätter:* Tee trinken

Ergänzend zu vorstehenden Tabellen füge ich nachfolgend
zwei weitere wichtige Funktionsstörungen an

Aufmerksamkeitsstörung bei Kindern
Konzentrationsstörung, impulsives Verhalten

Erkrankungen	Ursachen	Regenerieren / vorbeugen mit
Entwicklungs-störung starke Unruhe, Anspannung übertriebene Motorik	● Übermaß an Phosphat-zufuhr aus Wurstwaren und industriell verarbeite-ten Nahrungsmitteln wie Limonaden und Süßigkeiten (Schokolade), Cola, Kaffee, Schmelzkäse, fettem Käse ● künstliche Farb- und Geschmacksstoffe, Süßstoffe ● Nahrungsmittelunver-träglichkeit z.B. bei Äpfeln, Beeren, Bananen, Steinfrüchten, Zitrus-früchten, Trauben, Gurken, Tomaten, scharfen Gewürzen ● zinkhaltige Nahrung: Weizenkleie und -keime, Kürbiskerne, Sonnenblumenkerne, Bierhefe, Milch, Eier, Zwiebeln, Austern, Hering, Nüsse; div. Gewürze und alle Grünblattgemüse (Gärung kann die negative Wirkung aufheben) ● Reizüberflutung durch unruhige Umwelt	**Ernährung:** zinkhaltige Nahrung ist zu vermeiden vollwertige, naturbelassene Nahrungsmittel abklären, bei welchen Nahrungsmitteln Hyperaktivität verschlimmert wird **Bewegung:** jede Art von Sport, die dem Kind Spaß macht und es auspowert **Pflanzenheilkunde:** *Homöopathie* *Bach-Blüten* *Passionsblumenkraut:* Tee trinken **Sonstige Empfehlungen:** Ätherische Öle in Duftlampe wie: *Eukalyptusöl* *Pfefferminzöl* *Vanilleauszug*

Die Allergie

Überempfindlichkeit gegen Substanzen, die normalerweise nicht schädlich sind

Erkrankungen	Ursachen	Regenerieren / vorbeugen mit
Überschießende Immunantwort bis hin zum Kreislauf- bzw. Atemstillstand	● denaturierte Nahrung ● zu viel tierische Proteine ● zu viel tierische Fette ● zu viel leere Kohlenhydrate ● Umweltbelastung wie Pestizide, belastete Atemluft, saurer Regen ● Nahrungsmittel-zusatzstoffe wie Geschmacksverstärker, Emulgatoren, Aroma- und Farbstoffe ● seelische Belastung	**Ernährung:** Obst, Gemüse, Salat Lebensmittel einzeln auf Verträglichkeit überprüfen wertvolle Öle mit einfach und mehrfach ungesättigten Fettsäuren naturbelassene Nahrung **Bewegung:** jede Art von Sport viel Aufenthalt an der frischen Luft, vor allem im Winter/Schnee Schwimmen, möglichst im Meer **Pflanzenheilkunde:** *zur Entschlackung:* **Brennnessel:** Tee trinken **Labkraut:** Tee trinken **Löwenzahn:** Tee trinken *zur Stärkung des Immunsystems:* **Brunnenkresse:** essen **Salbei:** Tee trinken **Löwenzahn:** Tee trinken

(Tabellenzusammenstellung Seite 84–97: Nina Schlieske, Heilpraktikerin)

Wichtig:
Einseitigkeiten bei Einnahme und Verzehr vermeiden und ggf. Dosierungshinweise beachten
Bei schweren Erkrankungen oder chronischen Krankheiten muss vor der Einnahme jedes Mittels, auch bei Kräutern, der Arzt nach der Unbedenklichkeit befragt werden

Anm.:
Detaillierte Zubereitungen für Tee, Salben, Tinkturen sind an anderer Stelle des Buches (siehe ab Seite 181) zu finden

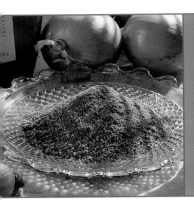
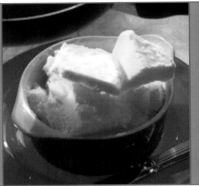
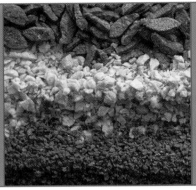

Verwendete Zutaten

Algen-Kräuter-Salz*
Gut abgestimmte Kräuterkomposition mit Meersalz und wertvollen Algen.

Azukibohnen*
Die kleinen dunkelroten Bohnen haben einen süßlichen, kräftigen Geschmack und sind ein erstklassiger Eiweißlieferant.

Birnendicksaft*
Weiche, fruchtige Süße zum Würzen, z.B. zu Joghurt und Früchten. Kein Suchtauslöser, kein Vitaminräuber!

Brabu*
Spezielle, äußerst schmackhafte Bratbutter, die besonders hoch erhitzt werden kann.

Gemüseconsommé*
Vollvegetarische Gemüsebrühe zum Würzen. Mit wertvollen Meeresalgen, reich an Mineralien, Vitaminen und Jod. Ohne Zusatz von Hefeflocken, Knoblauch und Geschmacksverstärkern.

Kichererbsenmehl oder Kichermehl*
Das Mehl aus der Kichererbse eignet sich zum Andicken und Panieren in der Eiweißzeit für Trennköstler. Schmeckt nach Eigelb.

Reismalz*
Die Alternative für süße Stunden. Schmeckt vorzüglich auch als Brotaufstrich, zum Backen, zu Süßspeisen. Kein Suchtauslöser, kein Vitaminräuber.

Soja-Fleisch
mit 70 % Protein wird in den unterschiedlichsten Qualitäten hergestellt:

Soja-Hack*
Feines Granulat, das nach dem Quellen in heißem Wasser und dem Braten in Pfanne oder Ofen wie Rinderhack aussieht. Es lässt sich zu allen Gerichten verarbeiten, die man auch mit gehacktem Fleisch kennt.

Soja-Ragout*
Größere Sojastücke, wie durch einen sehr groben Wolf gedreht. Es lässt sich zu butterzartem Ragout, zu Gulasch, zu Füllungen u.a. verarbeiten. Die Farbe entsteht durch Mälzung.

Soja-Schnetzel*
Dunkle schmale Streifen, die in der Konsistenz eher fest sind und sich wie Rindfleisch zubereiten lassen. Die Farbe entsteht durch Mälzung.

Soja-Sojetten*
Wie helles, grob gehacktes Geflügelfleisch, das, je nach Zubereitung, für herzhafte oder sehr zarte Gerichte geeignet ist.

Sojasoße*
Wertvolle Würze, nach traditionellem japanischen Rezept verarbeitet.

Tofu*
ist ein aus Sojabohnen gewonnener Käse, der insbesondere in Asien zu den wichtigsten Eiweißlieferanten zählt. Die vielseitigen Zubereitungsmöglichkeiten zeichnen dieses Sojaprodukt besonders aus.

Lieferantenhinweise siehe Seite 198

Rezepte

Superlecker und ganz schnell zubereitet
Echte Alternativen zu Fastfood-Gewohnheiten

Suppen
Eintöpfe und Cremesuppen ratz, fatz zubereitet

Zwischenmahlzeiten
und Snacks für den kleinen Hunger

Salate
und Beilagen

Pfiffige Salatdressings

Lunch oder Dinner
Rezepte mit Gemüse von A wie Aubergine bis Z wie Zucchini

Desserts
Fein, gesund und köstlich

Mengenangaben und Abkürzungen

Msp.	=	Messerspitze
TL	=	Teelöffel
EL	=	Esslöffel
ggf.	=	gegebenenfalls
l	=	Liter
cl	=	Zentiliter (1/100 Liter)
ml	=	Milliliter
g	=	Gramm
kg	=	Kilogramm

Die Rezepte sind, wenn nicht anders angeben,
für 4 Personen berechnet.

Zu jedem Rezept ist die Trennkostzuordnung genannt.

Superlecker und ganz schnell zubereitet
Echte Alternativen zu Fastfood-Gewohnheiten

Tofu-Hamburger

Zutaten

400 g Tofu natur (weiche Sorte)

300 g Blumenkohlröschen

2 große, vollreife Fleischtomaten

4 Salatblätter (Eisberg, Frisée o.a.)

1 mittelgroße Salzdillgurke

1/2 rote Paprikaschote

2 große Zwiebeln

4 Vollkorn-Hamburgerbrötchen mit Sesam

2 gehäufte EL Vollkorn-Semmelmehl (möglichst Dinkel)

3 Eigelb

2 EL Sojasoße

1 leicht gehäufter EL Mayonnaise

1 leicht gehäufter EL Crème fraîche

2 gehäufte EL Joghurt

40 g Butterschmalz (z.B. Brabu)

1/2 Bund Dill

Gemüseconsommé

Algen-Kräuter-Salz

weißer Pfeffer aus der Mühle

Trennkostzuordnung: Kohlenhydratmahlzeit

Zubereitung

- Den Tofu mit der Gabel zerdrücken
- Die Blumenkohlröschen in wenig Wasser nicht zu weich garen, abtropfen und mit der Gabel zerdrücken
- Den Dill hacken
- 1 Zwiebel fein würfeln, in 20 g Brabu hellbraun braten
- Tofu, Blumenkohl, das Eigelb und das Semmelmehl mit den Zwiebeln vermischen
- Würzen mit Gemüseconsommé, Sojasoße, Kräutersalz, Dill und Pfeffer
- Die restliche Brabu in einer Pfanne erhitzen
- Von der Tofumischung 4 große Bratlinge in das Fett setzen
- Sehr flach drücken
- Von beiden Seiten bei mäßiger Hitze goldbraun braten
- Die Hamburgerbrötchen durchschneiden, von beiden Seiten leicht toasten
- Für die Remoulade die Mayonnaise, die Crème fraîche und den Joghurt verrühren
- Die Salzdillgurke und die halbe Paprika sowie eine halbe Zwiebel fein würfeln und untermischen
- Würzen mit Gemüseconsommé und Pfeffer
- Jeweils eine Hamburgerhälfte mit der Remoulade bestreichen
- Mit einem Salatblatt und dicken Tomatenscheiben belegen
- Würzen mit Algen-Kräuter-Salz
- Die restliche Zwiebelhälfte in Ringe schneiden
- Über die Tomaten dekorieren
- Auf jede Hälfte eine der frisch gebratenen Bouletten legen
- Mit der anderen Brötchenhälfte bedecken

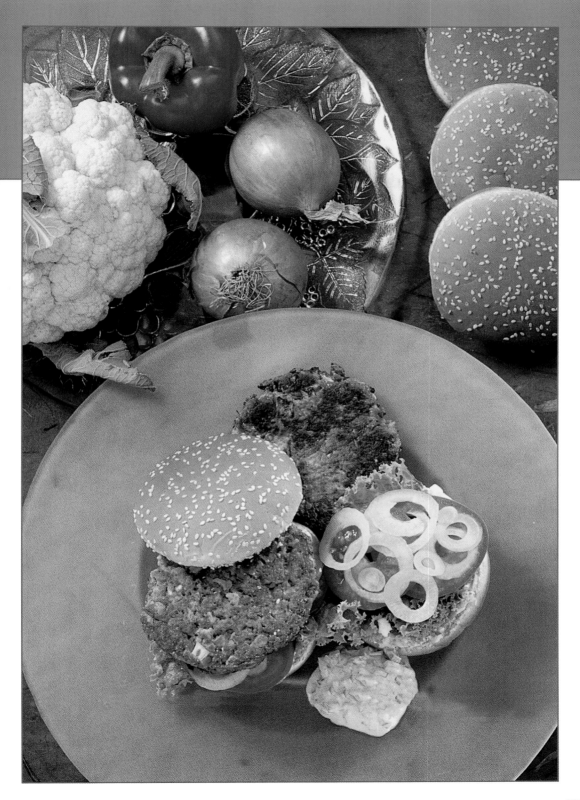

101

Pellkartoffeln gefüllt

Zutaten

12 mittelgroße Kartoffeln (festkochend)

250 g Champignons

2 mittelgroße Zwiebeln

1/2 Bund Petersilie

1/2 Bund Schnittlauch

2 Knoblauchzehen

250 g Räuchertofu

250 g Quark

250 g Camembert

1 Becher Schmand (170 g)

2 EL süße Sahne

3 EL Crème fraîche

30 g Butterschmalz (z.B. Brabu)

1/2 TL Paprikapulver mild

Gemüseconsommé

weißer Pfeffer aus der Mühle

Trennkostzuordnung: Kohlenhydratmahlzeit

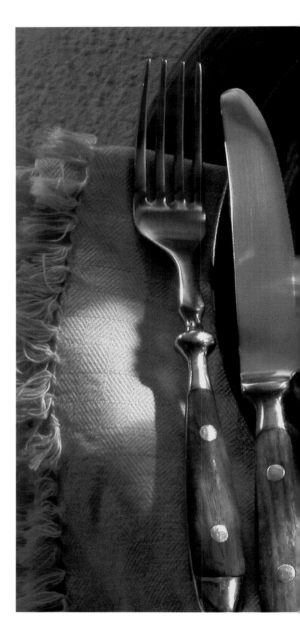

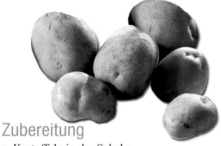

Zubereitung

* Kartoffeln in der Schale
  15 Minuten kochen
* Anschließend in Alufolie wickeln und im
  Backofen bei 220° C nochmals 40–45 Minuten
  (je nach Größe) garen
* Die Kartoffeln der Länge nach einschneiden,
  etwas auseinander drücken und mit den nachfolgend beschriebenen Zubereitungen füllen

E-Herd   Gasherd   Umluftherd
220° C   Stufe 4   190° C

Füllung 1

* Die Champignons in Scheiben schneiden
* 1 Zwiebel fein würfeln
* Die Knoblauchzehen durch eine Presse drücken
* Den Räuchertofu in Stifte schneiden
* Die Petersilie fein hacken
* Den Räuchertofu in 10 g Butterschmalz
  von allen Seiten anbraten
* Die Zwiebel in 10 g Butterschmalz goldbraun
  braten und zum Schluss die Knoblauchzehen
  kurz mitbraten

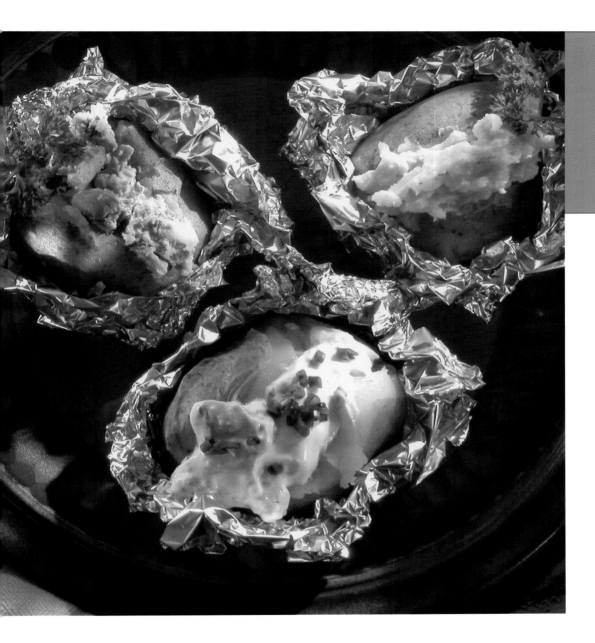

- Die Champignons in 10 g Butterschmalz kurz von allen Seiten braten (bis sie beginnen, Wasser zu ziehen)
- Alles miteinander vermischen
- Die Crème fraîche unterheben und würzen mit Gemüseconsommé und Pfeffer

Füllung 2

- Den Quark mit dem Schmand verrühren
- Schnittlauch in kleine Röllchen teilen und unterheben
- Würzen mit Gemüseconsommé und Pfeffer

Füllung 3

- Den Camembert fein würfeln, die Sahne dazugeben, im Topf leicht erwärmen und schmelzen lassen
- 1 Zwiebel fein hacken und roh darunter mischen
- Würzen mit Pfeffer und Paprikapulver

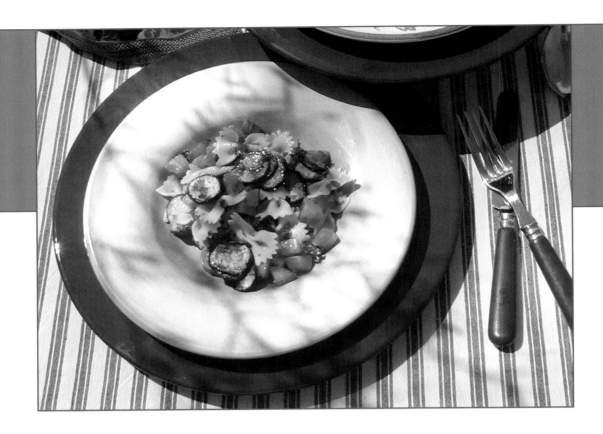

Nudeln mit buntem Gemüse

Zutaten

250 g Schleifchen-Nudeln

300 g Karotten

300 g Zucchini

1 großer Bund Petersilie

2 Knoblauchzehen

1 EL fermentierter Reisessig

1 EL Sojasoße

3 EL Olivenöl

Gemüseconsommé

weißer Pfeffer aus der Mühle

Trennkostzuordnung: Kohlenhydratmahlzeit

Zubereitung

- Die Nudeln in Salzwasser sprudelnd kochen (nicht zu weich)
- Die Karotten würfeln, würzen mit Gemüseconsommé und in wenig Wasser garen
- Die Zucchini in Scheiben schneiden, mit etwas Gemüseconsommé bestreuen und in 2 EL Öl von allen Seiten leicht anbraten
- Die Knoblauchzehen durch eine Presse geben und in 1 EL Öl bei mittlerer Hitze leicht anbräunen
- Alle Zutaten zusammenmischen
- Abschmecken mit allen Gewürzen
- Die Petersilie grob hacken und unterheben

Frischer Salat mit Salatcremes

Frische Salate nach Belieben anrichten. Dazu serviere man die verschiedenen Cremes

Zutaten

1 Frühlingszwiebel, in feine Ringe geschnitten

1 kleiner Bund Dill, mittelgrob gehackt

1 kleiner Bund Schnittlauch, in Röllchen geteilt

1/8 grüne Paprikaschote, winzig gewürfelt

1/8 rote Paprikaschote, winzig gewürfelt

1/4 Fleischtomate, klein gewürfelt

2 Becher Joghurt (340 g)

1 Becher Crème fraîche (170 g)

Gemüseconsommé

Paprikapulver scharf

Currypulver

Trennkostzuordung: Neutrale Mahlzeit

Zubereitung

Joghurt mit der Crème fraîche vermischen, mit Gemüseconsommé würzen und in 4 Portionen teilen, die folgendermaßen gewürzt werden:

1. mit viel frischem Dill
2. mit Currypulver
3. mit Frühlingszwiebelringen und dem Schnittlauch
4. mit scharfem Paprikapulver, Paprikawürfeln und Tomatenwürfeln

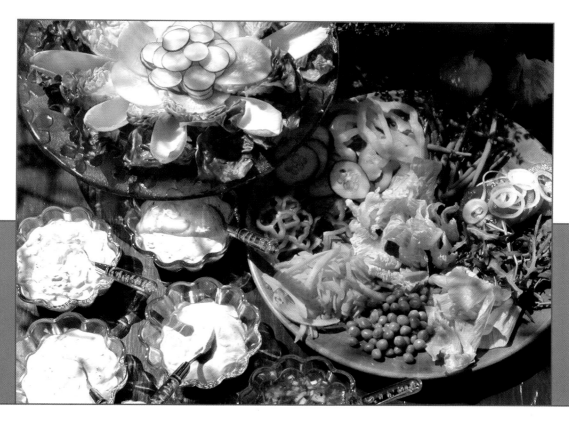

Lauch-Tomaten-Pizza mit Tofu

Zutaten

1 Tortenbodenfertigmischung „Mandel"
(z.B. von Lebenslinie Vegetarischer Versandservice)

Salz

2 dicke Stangen Winterlauch

2 Fleischtomaten

400 g Räuchertofu

150 g Wörishofener Käse, geraspelt

1/2 Becher Crème fraîche (85 g)

4 EL Olivenöl

20 g Butter

Oregano

Chilipulver

Gemüseconsommé

weißer Pfeffer aus der Mühle

Zubereitung

- 1 gestrichener EL der Trockenmischung zur Seite stellen
- Den Boden nach Anweisung anrühren, den Birnendicksaft weglassen, den Teig etwas salzen
- Eine Springform ausbuttern und mit dem EL Trockenmischung bestreuen
- Den Teig einfüllen
- Bei 180° C 7 Minuten backen und leicht abkühlen lassen

E-Herd	Gasherd	Umluftherd
180° C	Stufe 2	160° C

- Den Lauch in mitteldicke Ringe schneiden und in 2 EL Olivenöl gut durchbraten
- Die Tomaten häuten, würfeln und am Schluss dazugeben
- Den Tofu in Würfel teilen, mit Gemüseconsommé und Pfeffer würzen und in 2 EL Olivenöl von allen Seiten kurz anbraten, untermischen
- Crème fraîche und 50 g von dem Käse einrühren
- Alles würzen mit Gemüseconsommé, Pfeffer, Chilipulver und 1 leicht gehäuften EL Oregano

- Die Lauchmischung aufstreichen
- Die Pizza mit dem restlichen Käse bestreuen
- Im Backofen bei der oben angegebenen Temperatur ca. 25 Minuten fertig backen

---

Trennkostzuordnung: Eiweißmahlzeit

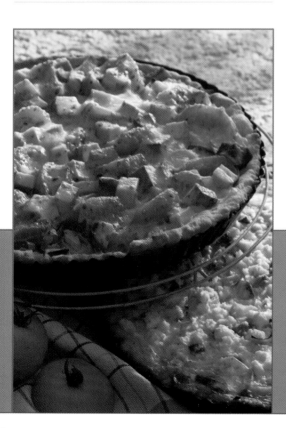

Paprika-Pizza
mit Schafskäse

Zutaten

1 Tortenbodenfertigmischung „Mandel"
(z.B. von Lebenslinie Vegetarischer
Versandservice)

Salz

6 große Paprikaschoten (rot, gelb und grün gemischt)

400 g Schafskäse

3 EL Olivenöl

1 TL Oregano

1 TL Paprikapulver mild

weißer Pfeffer aus der Mühle

1 Msp. Chilipulver

Gemüseconsommé

Würzmischung Mediterran (z.B. von Lebenslinie
Vegetarischer Versandservice)

Trennkostzuordnung: Eiweißmahlzeit

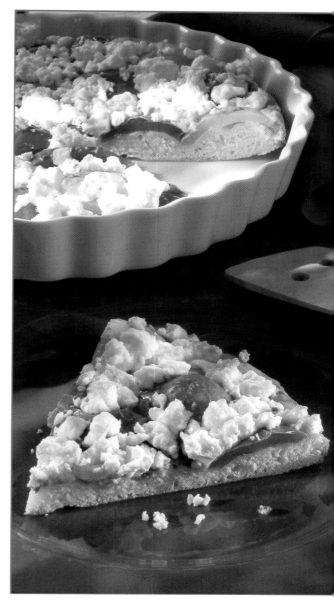

Zubereitung

* 1 gestrichener EL der Trockenmischung zur
  Seite stellen
* Den Boden nach Anweisung anrühren, den
  Birnendicksaft weglassen, den Teig etwas salzen
* Eine Springform ausbuttern und mit dem
  EL Trockenmischung bestreuen
* Den Teig einfüllen
* Bei 180° C 7 Minuten backen und leicht abkühlen
  lassen

E-Herd   Gasherd   Umluftherd
180° C   Stufe 2   160° C

* 2 Paprikaschoten pürieren, würzen mit
  Würzmischung Mediterran
* 4 Paprikaschoten in große Stücke teilen und in
  dem Öl von allen Seiten anbraten
* Das Püree auf den Teig streichen
* Die Paprikastücke darüber legen

* Den Schafskäse zerbröseln und dick über die
  Paprikastücke streuen
* Würzen mit Oregano, Paprika, Pfeffer, Chilipulver
  und Gemüseconsommé

* Den Teig auf einer bemehlten Arbeitsfläche etwa in
  der Größe der Springform ausrollen
* Die Form mit Backpapier auslegen oder gut einfet-
  ten und den Teig mit bemehlten Händen hineinkne-
  ten
* Im Backofen bei der oben angegebenen
  Temperatur ca. 25 Minuten fertig backen

Suppen

Eintöpfe und Cremesuppen
ratz, fatz zubereitet

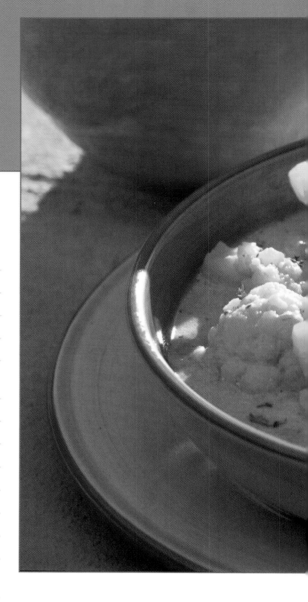

Blumenkohl-Kürbis-Eintopf mit indischem Touch

Zutaten

800 g Blumenkohl

800 g Hokkaidokürbis

1 Bund Frühlingszwiebeln

1 Bund Petersilie

1–2 frische Chilischoten (ersatzweise 1/2–1 getrocknete Schote)

1 Knoblauchzehe

150 g Joghurt

30 g Butterschmalz (z.B. Brabu)

10 g geriebene Kurkumawurzel (ersatzweise Pulver)

30 g frische Ingwerwurzel (ersatzweise Pulver)

1 leicht gehäufter TL gemahlener Kreuzkümmel

1 gehäufter EL gehackter Koriander

1 leicht gehäufter TL Garam Masala (Gewürzmischung)

1 leicht gehäufter EL Panch Foron (Gewürzmischung)

Gemüseconsommé

Algen-Kräuter-Salz

weißer Pfeffer aus der Mühle

Trennkostzuordnung: Neutrale Mahlzeit

Zubereitung

- Den gewaschenen, ungeschälten Kürbis mit Wasser bedecken und 5 Minuten köcheln lassen, abtropfen, das Kerngehäuse entfernen und würfeln
- Die Blumenkohlröschen und 1/2 l Wasser dazugeben. Bei kleinster Flamme garen
- Die Zwiebeln in Ringe teilen und in der Butter zartbraun rösten. Den Knoblauch durch eine Presse geben und kurz mitbraten

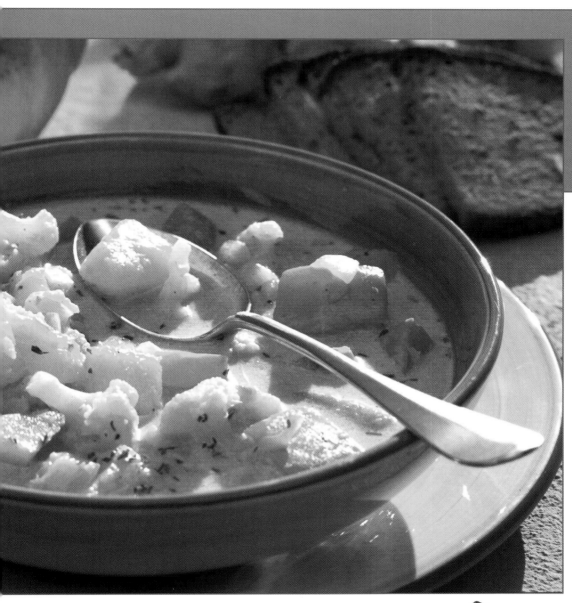

- Knoblauch-Zwiebeln unter den Eintopf
  mischen
- Ingwerwurzeln, Kurkumawurzeln und Chili
  fein hacken, mit den anderen Gewürzen
  zusammen im Eintopf mitkochen lassen
- Den Joghurt erst untermischen,
  wenn der Topf vom Herd genommen ist
- Petersilie hacken und dazugeben

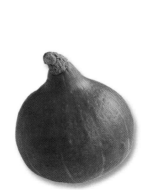

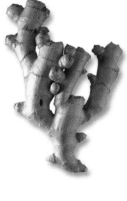

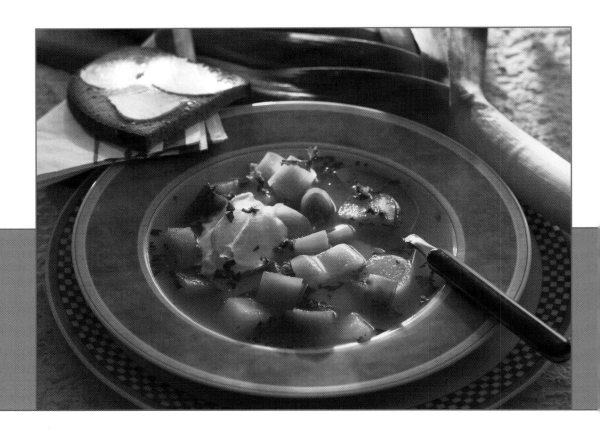

Lauch-Eintopf

Zutaten

6 Lauchstangen (dicker Winterlauch)

600 g Kartoffeln (mehlig kochend)

200 g Sellerieknolle

200 g Karotten

1 Bund Petersilie

1/2 Becher Crème fraîche (85 g)

Butter

Landbrot

Gemüseconsommé

weißer Pfeffer aus der Mühle

Trennkostzuordnung: Kohlenhydratmahlzeit

Zubereitung

- Die Lauchstangen in Ringe schneiden
- Die Kartoffeln grob würfeln
- Karotten in Scheiben schneiden
- Die Sellerieknolle mittelfein würfeln
- Alles mit Wasser bedecken,
  würzen mit Gemüseconsommé und Pfeffer
- Bei kleiner Flamme gar köcheln
- Abschmecken, vom Herd nehmen
- Die Petersilie grob hacken und unterrühren
- Kleine Portionen Crème fraîche
  auf die gefüllten Teller geben
- Dazu Butterbrot servieren

Grüne-Bohnen-Eintopf mit Mozzarellawürfeln

Zutaten

600 g Kartoffeln (mehlig kochend)

800 g grüne Schnittbohnen
(frisch oder Tiefkühl)

200 g Mozzarella

2 gehäufte EL Dinkelvollkornmehl

2 große Zwiebeln

75 g Crème fraîche

3 EL Sojasoße

50 g Butterschmalz (z.B. Brabu)

3 Zweige frisches Bohnenkraut (ersatzweise
2 gestrichene EL getrocknetes Bohnenkraut)

Gemüseconsommé

weißer Pfeffer aus der Mühle

Trennkostzuordnung: Kohlenhydratmahlzeit

Zubereitung

- Kartoffeln schälen und würfeln und mit den Bohnen zusammen in einen Kochtopf geben
- Das Kochgut zur Hälfte mit Wasser befüllen
- Würzen mit Gemüseconsommé und Pfeffer sowie den Bohnenkrautblättern oder dem getrockneten Bohnenkraut
- Bei kleiner Flamme so lange köcheln, bis die Kartoffeln recht weich sind
- 30 g Butterschmalz in der Pfanne erhitzen, das Dinkelmehl hineingeben und unter Rühren leicht bräunen lassen. Reichlich Flüssigkeit aus dem Eintopf einfüllen, mit dem Schneebesen rasch verrühren und 2 Minuten köcheln lassen
- Diese Schwitze in das Bohnen-Kartoffel-Gemisch einrühren
- Die Crème fraîche unterheben
- Die Zwiebeln würfeln, in 20 g Butterschmalz goldbraun braten, zu den Bohnenkartoffeln geben und einige Minuten mitköcheln lassen
- Würzen mit Gemüseconsommé, Pfeffer und der Sojasoße
- Den Mozzarella in Würfel teilen und erst vor dem Servieren untermischen (nicht mitkochen lassen)

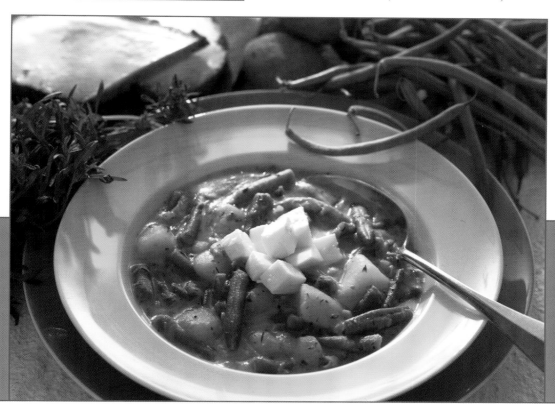

Spinatcremesuppe mit Knoblauch-Croutons

Zutaten

400 g Spinat (Tiefkühl)

1 gehäufter EL Dinkelmehl

2 Scheiben Dinkelvollkornbrot

2 Knoblauchzehen

800 ml Wasser

200 ml Sahne

30 g Butterschmalz (z.B. Brabu)

2 EL Olivenöl

Gemüseconsommé

weißer Pfeffer aus der Mühle

Trennkostzuordnung: Kohlenhydratmahlzeit

Zubereitung

- Den Spinat mit dem Wasser zum Kochen bringen
- Die Sahne hinzufügen
- Das Butterschmalz erhitzen
- Das Dinkelmehl einrühren und bei kleiner Hitze leicht Farbe nehmen lassen
- Rasch einen Teil der Suppe dazurühren und köcheln lassen
- In die restliche Suppe zurückgeben
- Würzen mit Gemüseconsommé und Pfeffer
- Die Vollkornbrote mit den abgeschälten und halbierten Knoblauchzehen einreiben, in Würfel teilen
- Diese Croutons in dem Olivenöl von allen Seiten kross braten
- Auf die gefüllten Teller verteilen

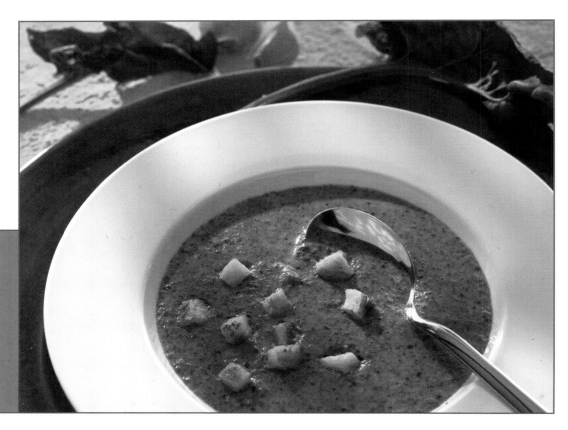

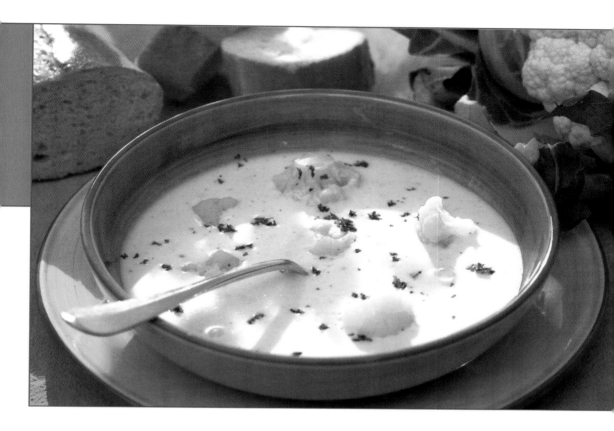

Blumenkohlcremesuppe

Zutaten

800 g Blumenkohl

50 g Butter

2 leicht gehäufte EL Mehl

Gemüseconsommé

2 Msp. Muskat

weißer Pfeffer aus der Mühle

Trennkostzuordnung: Kohlenhydratmahlzeit

Zubereitung

- In den Kochtopf mit dem Blumenkohl 1 l Wasser füllen. Bei kleinster Flamme garen.
  Bevor der Blumenkohl zerfällt, einige Röschen herausnehmen und zur Seite stellen
- Den weich gekochten Blumenkohl mit einem Küchenstampfer pürieren
- Das Mehl in der Butter mit einem Schneebesen verrühren. Wenn es zartbraun wird, mit 2–3 Kellen Suppe ablöschen. Weiterrühren und köcheln lassen
- Diese Creme in die Suppe einfüllen, verrühren
- Würzen mit Gemüseconsommé, Pfeffer und Muskat
- Die restlichen Blumenkohlröschen unterheben

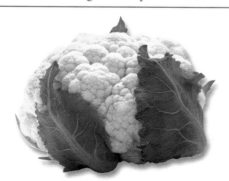

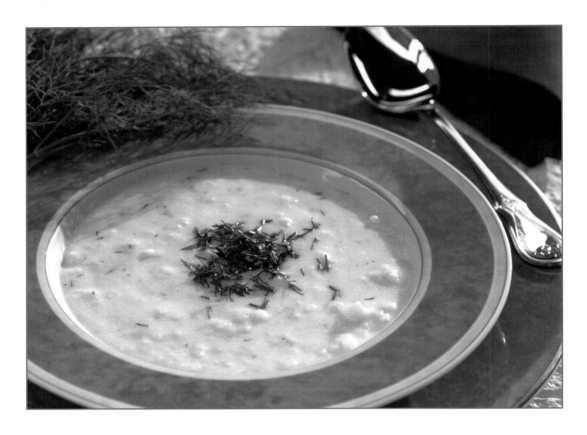

Selleriecremesuppe mit Dill

Zutaten

800 g Sellerieknolle

1 Bund Dill

1 gehäufter EL Kichererbsenmehl

250 ml Sahne

30 g Butter

Gemüseconsommé

weißer Pfeffer aus der Mühle

Trennkostzuordnung: Eiweißmahlzeit

Zubereitung

- Den Sellerie klein würfeln, mit Wasser bedecken und sehr weich kochen
- Mit dem Kartoffelstampfer pürieren
- Würzen mit Gemüseconsommé und Pfeffer
- Die Butter in einem Topf erhitzen
- Mit einem Schneebesen das Mehl darin verrühren
- Sobald es Farbe nimmt, einen Teil der Suppe dazurühren und 5 Minuten leise köcheln lassen, dann in den Suppentopf füllen
- Sahne dazugeben
- Den Dill fein hacken und drunterheben

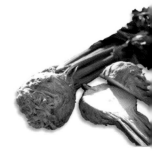

Champignoncremesuppe

Zutaten

500 g weiße Champignons

2 mittelgroße Zwiebeln

1 Knoblauchzehe

1 Bund Petersilie

50 g Kichererbsenmehl

1 Becher Sahne (170 g)

60 g Butterschmalz (z.B. Brabu)

Gemüseconsommé

weißer Pfeffer aus der Mühle

1 Msp. Muskat

Trennkostzuordnung: Eiweißmahlzeit

Zubereitung

* Die Champignons in
  Scheiben teilen und in 20 g heißem Schmalz braten,
  bis sie beginnen, Wasser zu ziehen
* Die Zwiebeln und die Knoblauchzehe grob reiben
  und in 10 g Butterschmalz gut durchbraten,
  bis sie beginnen, Farbe zu nehmen
* Alles mit 3/4 l Wasser und der Sahne vermischen und
  zum Kochen bringen
* Auf kleiner Flamme 5 Minuten köcheln lassen
* Würzen mit Gemüseconsommé, weißem Pfeffer und
  dem Muskat
* Das Kichererbsenmehl in 30 g Butterschmalz in der
  Pfanne leicht rösten, dabei gut wenden
* Mit etwas Suppe aufgießen und mit dem Schneebesen
  verrühren. Alles in die Suppe mischen
* Die Petersilie mittelfein hacken. Zum größten Teil unterheben. Den Rest über die angerichtete Suppe streuen

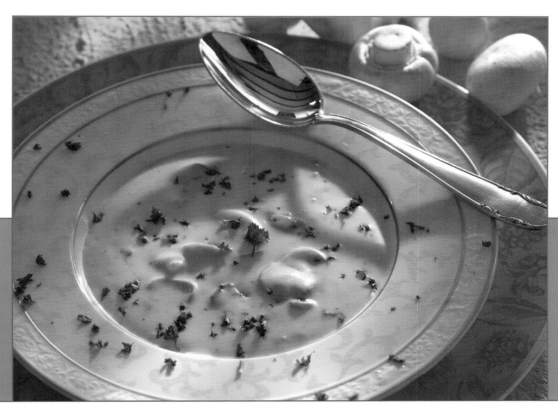

Zwischenmahlzeiten
und Snacks für den kleinen Hunger

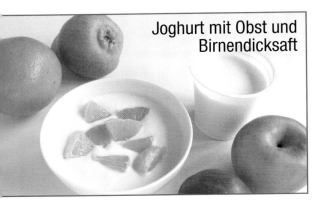

Joghurt mit Obst und Birnendicksaft

Gesund *und* lecker, das können die Zwischenmahlzeiten sein, wenn der Hunger kneift oder der Appetit nach Süßem oder Deftigem giert.

Man kann sie allerdings auch nach ihrer Yang-Zugehörigkeit wählen, damit sie gleichzeitig auch als Appetitzügler wirken. Das sind alle Bildvorschläge, die mit einem „AP" bezeichnet sind.

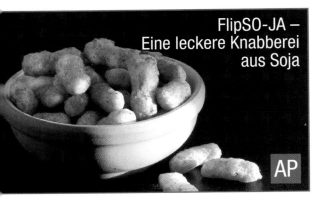

FlipSO-JA –
Eine leckere Knabberei aus Soja

AP

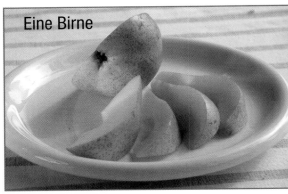

Eine Birne

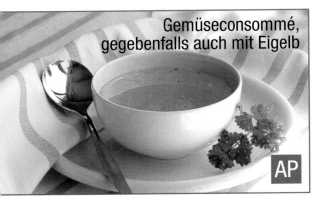

Gemüseconsommé,
gegebenenfalls auch mit Eigelb

AP

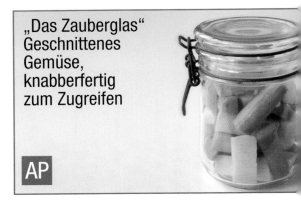

„Das Zauberglas"
Geschnittenes Gemüse, knabberfertig zum Zugreifen

AP

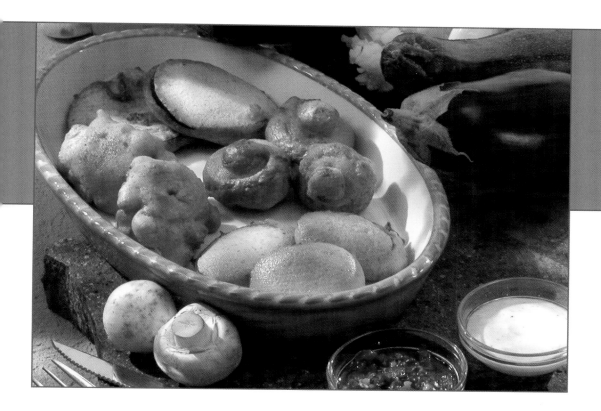

Knusprige Gemüsehappen

Zutaten

100 g Kichererbsenmehl

4 Eier

1 kleiner Blumenkohl

2 Auberginen

2 Zucchini

250 g mittelgroße Champignons

Gemüseconsommé

weißer Pfeffer aus der Mühle

Öl zum Ausbacken

Trennkostzuordnung: Eiweißmahlzeit

Zubereitung Ausbackteig

- Kichererbsenmehl mit den Eiern verrühren
- Würzen mit Gemüseconsommé und Pfeffer

Zubereitung Gemüse

- Den Blumenkohl in Röschen teilen, die Auberginen und Zucchini in Scheiben schneiden
- Die Gemüseteile in dem Ausbackteig wenden und in Öl schwimmend entweder in der Pfanne oder Fritteuse ausbacken, bis sie knusprig sind

Dazu Ingwersoße und Chilisoße reichen

Ingwersoße

- 8 EL Joghurt und 4 EL Schmand vermischen mit Gemüseconsommé, Pfeffer, 1/2 TL Currypulver und geriebener Ingwerwurzel nach Geschmack

Chilisoße

- 4 Chilischoten fein hacken, mit 1 TL Kräuter der Provence und 4 EL Olivenöl vermischen

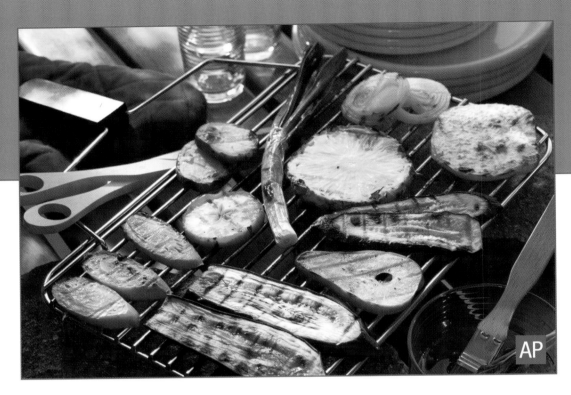

Gegrilltes Obst, gegrilltes Gemüse

Zutaten

2 große Gemüsezwiebeln

2 Auberginen

4 Zucchini

1/2 Sellerieknolle

300 g Kartoffeln

4 mittelgroße Karotten

1/2 Ananas

2 große Äpfel

2 große Birnen

Gemüseconsommé

1 gehäufter EL Kräuter der Provence

Salz

Zubereitung

- Auberginen, Zucchini, Karotten und Sellerie in sehr dünne Scheiben teilen und leicht salzen
- Zwiebeln und Kartoffeln in 1/2 cm dicke Scheiben schneiden und würzen mit Gemüseconsommé und Kräutern der Provence
- Ananas, Äpfel und Birnen in dicke Scheiben teilen und leicht salzen
- Das Gemüse und Obst unter mehrmaligem Wenden auf dem Grill garen

Trennkostzuordnung:

Das gegrillte Gemüse ist neutral

Das gegrillte Obst gehört zur Eiweißzeit

Die gegrillten Kartoffelscheiben gehören zur Kohlenhydratzeit

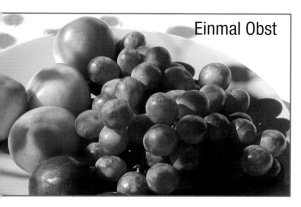

Einmal Obst

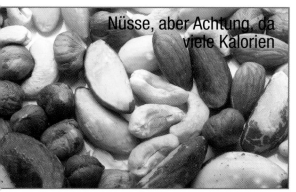

Nüsse, aber Achtung, da viele Kalorien

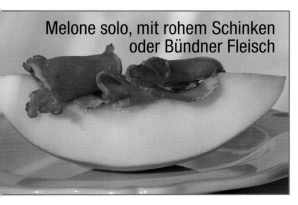

Melone solo, mit rohem Schinken oder Bündner Fleisch

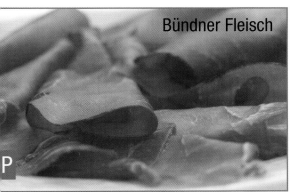

Bündner Fleisch

P

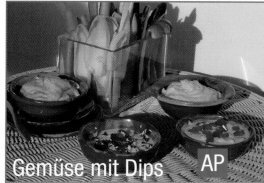

Gemüse mit Dips   AP

Zutaten

400 g Karotten

400 g Selleriestangen

300 g Sellerieknollen

4 Kolben Chicorée

2 Becher Joghurt, 3,5 % Fett (340 g)

2 Becher Crème fraîche (340 g)

je 1/4 rote und grüne Paprikaschote

1 kleines Bund Dill

1 Bund Schnittlauch

Currypulver

1 kleine Chilischote

Gemüseconsommé

weißer Pfeffer aus der Mühle

Trennkostzuordnung: neutral

Zubereitung

Crème fraîche und Joghurt zusammenrühren, mit Gemüseconsommé und Pfeffer würzen und in 4 gleiche Portionen teilen
1. Dip: Die Paprikaschoten fein würfeln, die Chilischote in feine Ringe schneiden und alles unter das Crème-fraîche-Joghurt mischen
2. Dip: Den Dill fein hacken und unter die zweite Joghurt-Portion mischen
3. Dip: Reichlich Currypulver unter die dritte Portion geben
4. Dip: Den Schnittlauch in Röllchen schneiden und in das restliche Joghurt-Gemisch rühren

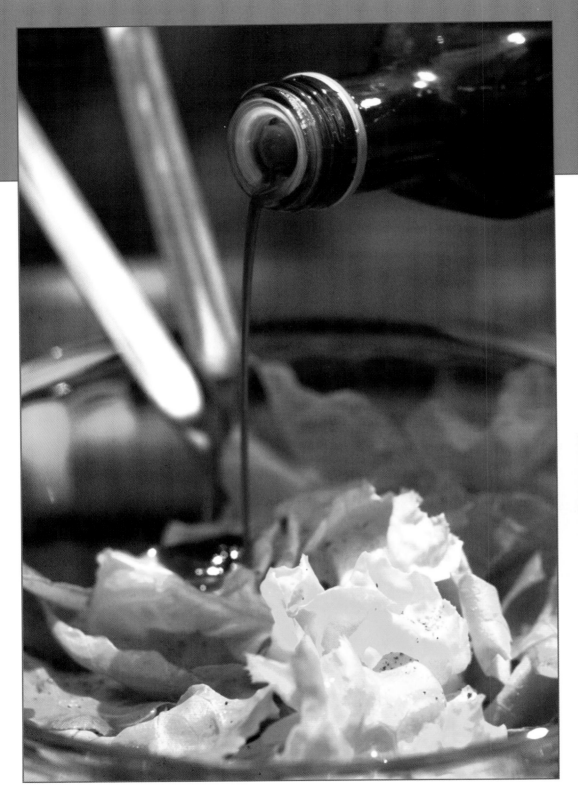

Salate
und Beilagen

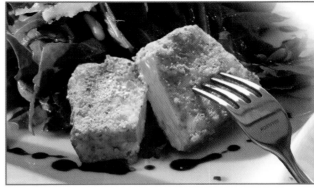

Ein frischer Salat, der gut angemacht ist, bereichert als gesunde, vitamin- und mineralstoffreiche Vorspeise jedes Menü. Die Zusammenstellung sollte vielseitig und abwechslungsreich sein. Zu den Blattsalaten wie Feldsalat, Kopfsalat, Rucola, Chinakohl, Radicchio, Eichblattsalat, Chicorée u.a. passen hervorragend Tomaten, Radieschen, Rettich, Gurken und rohe Gemüsesorten.

Reicht man Soja, Tofu, Schafskäse, Fleisch oder Fisch zu einem üppigen Salat, ist damit sogar eine empfehlenswerte Hauptmahlzeit perfekt.

Panierter Schafskäse

Zutaten

400 g Schafskäse

1 Eigelb

100 g geriebene Mandeln

3 EL Olivenöl

1 EL Kräuter der Provence

Trennkostzuordnung: Neutrale Mahlzeit

Zubereitung
- Den Schafskäse in Scheiben teilen, mit dem Eigelb bestreichen und würzen mit den Kräutern der Provence
- In den geriebenen Mandeln wenden
- Die Schafskäsescheiben vorsichtig in Öl auf mittlerer Flamme goldbraun braten

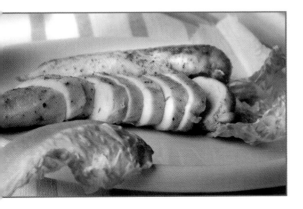

Gebratene Hähnchenbrust

Zutaten

400 g Hähnchenbrustfilet

2 EL Olivenöl

Salz, Pfeffer

Trennkostzuordnung: Eiweißmahlzeit

Zubereitung
- Die Hähnchenbrust wird mit 1 EL Öl bestrichen und mit Salz und Pfeffer gewürzt
- Das restliche Öl in der Pfanne erhitzen und das Fleisch rasch von beiden Seiten braun braten
- Danach auf kleiner Flamme unter gelegentlichem Wenden bei geschlossenem Deckel garen

Champignons in Kräuteröl mit getrockneten Tomaten

Zutaten

400 g Champignons

4 Knoblauchzehen

1/2 Bund Frühlingszwiebeln

4 getrocknete Tomaten, in Olivenöl eingelegt

9 EL Olivenöl

1 EL Kräuter der Provence

1 TL Rosmarinnadeln, frisch oder Rosmarinpulver

Gemüseconsommé

weißer Pfeffer aus der Mühle

Trennkostzuordnung: Neutrale Mahlzeit

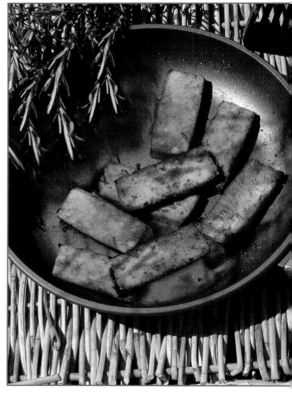

Zubereitung

* Die Champignons halbieren und in 2 EL Öl rasch anbraten
* Die Frühlingszwiebeln in Ringe teilen und in 1 EL Öl anbraten, bis sie Farbe nehmen
* Die Knoblauchzehen klein hacken, die Tomaten klein schneiden
* Alle Zutaten in 6 EL Olivenöl einlegen, würzen mit Gemüseconsommé, Pfeffer, Rosmarin und Kräutern der Provence und mindestens eine Stunde ziehen lassen

Gebratener Tofu

Zutaten

450 g Räuchertofu (feste Sorte)

2 EL Sojasoße

1 gestrichener TL Rosmarinpulver

2 EL Olivenöl

Gemüseconsommé

schwarzer Pfeffer aus der Mühle

Trennkostzuordnung: Neutrale Mahlzeit

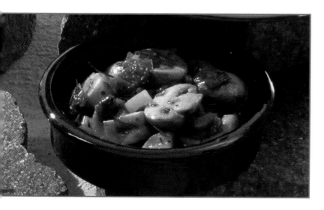

Zubereitung

* Den Tofu in 1 cm breite Scheiben schneiden, wenden in der Sojasoße
* Würzen mit Gemüseconsommé, Pfeffer und dem Rosmarinpulver
* Mit dem Olivenöl beträufeln und grillen oder in der Pfanne braten

Paprika-Halloumi mit Kaperndressing

Zutaten

8 Scheiben Halloumi-Käse, je 1 cm dick

2 rote Paprikaschoten

2 grüne Paprikaschoten

2 Knoblauchzehen

2 EL Kapern

4 EL Olivenöl

16 schwarze entsteinte Oliven

1 EL gehackte Petersilie

etwas Salz

schwarzer Pfeffer aus der Mühle

Trennkostzuordnung: Neutrale Mahlzeit

Zubereitung

- Den Käse pfeffern und in 1 EL Olivenöl rasch von beiden Seiten goldbraun braten
- Die Paprikaschoten in Streifen schneiden und in dem restlichen Olivenöl von allen Seiten anbraten
- Die Knoblauchzehen durch eine Presse geben
- Paprika, Knoblauch, Kapern und die Oliven mit Salz und Pfeffer abschmecken und in der geschlossenen Pfanne garen
- Die Petersilie unterheben
- Mit dem Halloumi vermischen und servieren

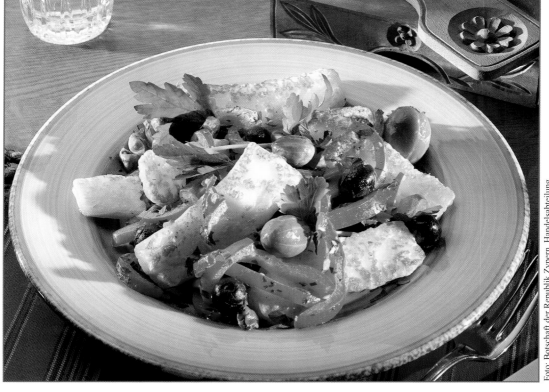

Foto: Botschaft der Republik Zypern, Handelsabteilung

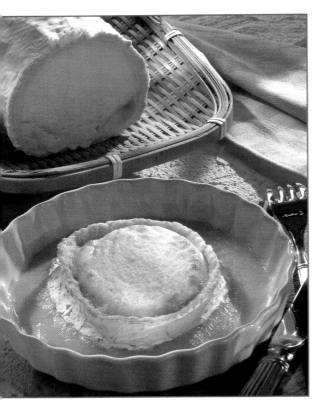

Sojetten-Bratlinge

Zutaten

100 g Soja-Sojetten

1 große Zwiebel

100 g mittelalter Gouda

3 Eier

40 g Butterschmalz (z.B. Brabu)

Gemüseconsommé

weißer Pfeffer aus der Mühle

Salz

Trennkostzuordnung: Eiweißmahlzeit

Zubereitung
* Die Sojetten mit 200 ml kochend heißem Wasser übergießen, 30 Minuten quellen lassen
* Den gut gekühlten Käse raspeln
* Die Zwiebel fein würfeln und in 20 g Butterschmalz goldbraun braten
* Den Käse, die Zwiebel und die Eier zu den Sojetten geben
* Würzen mit Gemüseconsommé und Pfeffer
* Butterschmalz in der Pfanne erhitzen, die Sojetten-Bratlinge mit einem Eisportionierer formen, hineinsetzen, flach drücken und von beiden Seiten knusprig braun braten

Gebratener Ziegenkäse

Zutaten

400 g Ziegenkäse

2 EL Olivenöl

Trennkostzuordnung: Neutrale Mahlzeit

Zubereitung
* Von dem Käse werden etwa 1,5 cm breite Scheiben abgeschnitten
* Diese werden nur kurz in dem heißen Öl von beiden Seiten gebraten: Sie sollen an der Oberfläche lediglich etwas Farbe nehmen und angeschmolzen sein

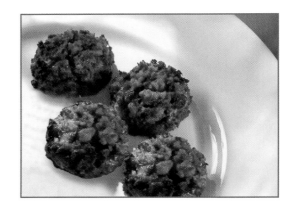

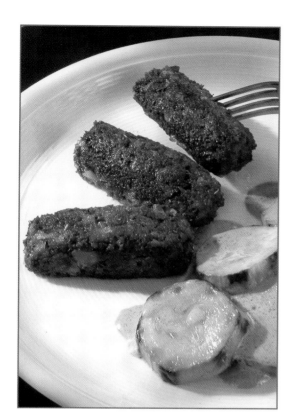

Hackrollen

Zutaten

100 g Soja-Hack	
1 rote Paprikaschote	
60 g Butterschmalz (z.B. Brabu)	
1 Becher Crème fraîche (170 g)	
1 Ei	
1/2 TL Paprikapulver scharf	
1 TL Paprikapulver mild	
Gemüseconsommé	
weißer Pfeffer aus der Mühle	

Trennkostzuordnung: Eiweißmahlzeit

Zubereitung

- Das Hack mit 200 ml kochend heißem Wasser übergießen, 30 Minuten quellen lassen
- Die geputzte und entkernte Paprikaschote grob raspeln und in 10 g Butterschmalz kurz von allen Seiten anbraten
- Das Hack mit der Paprikaschote und dem Ei vermischen, scharf würzen mit dem milden und scharfen Paprikapulver, Gemüseconsommé und Pfeffer
- Hackrollen formen und in 50 g Butterschmalz von allen Seiten gut durchbraten
- Dazu passen Gurken oder anderes Gemüse

Knuspriges auf dem Salat

Dafür eignen sich gebratene Soja-Sojetten vorzüglich. Sie werden in wenig Öl kurz in der Pfanne geröstet. Als Würze eignet sich beispielsweise Gemüseconsommé (z.B. vom Lebenslinie Vegetarischer Versandservice) oder eine Fertigwürze. Die knusprig-knackigen Sojetten werden heiß über den Salat gegeben.

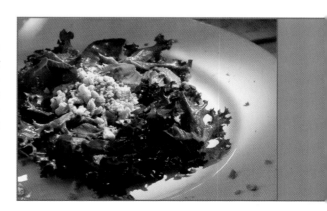

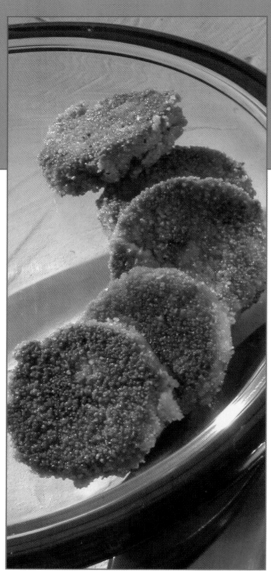

Avocado-Bratlinge

Zutaten

4 vollreife Avocados

5 EL Semmelmehl

50 g gehackte Mandeln

60 g Butterschmalz (z.B. Brabu)

Gemüseconsommé

weißer Pfeffer aus der Mühle

Trennkostzuordnung: Kohlenhydratmahlzeit

Zubereitung

* Die Avocados aus der Schale lösen und das Fruchtfleisch mit einer Gabel zerdrücken
* Die Mandeln ohne Fett in einer Pfanne rösten
* Avocados, Mandeln und 3 EL Semmelmehl miteinander vermengen, würzen mit Gemüseconsommé und Pfeffer
* Bratlinge formen und in dem restlichen Semmelmehl wenden
* In dem Butterschmalz von beiden Seiten goldbraun braten

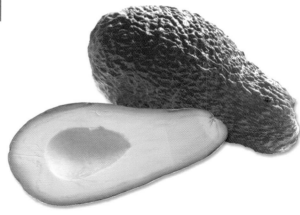

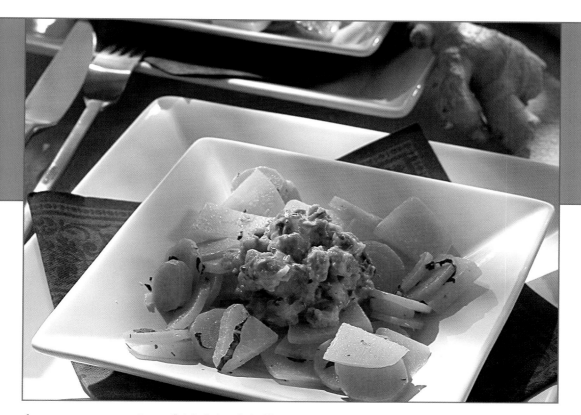

Ingwerragout auf Kohlrabi-Bett

Zutaten

80 g Soja-Ragout

500 g Kohlrabi

300 g Karotten

1 Bund Frühlingszwiebeln

2 Zwiebeln

frischer Ingwer

5 EL Sesamöl

1/2 Becher Joghurt (85 g)

1/2 Becher Crème fraîche (85 g)

Curry

Gemüseconsommé

weißer Pfeffer aus der Mühle

Trennkostzuordnung: Eiweißmahlzeit

Zubereitung

- Das Soja-Ragout mit 160 ml kochend heißem Wasser übergießen, 20 Minuten quellen lassen und abtropfen
- In 3 EL Öl von allen Seiten anbraten
- Zwiebeln würfeln, Frühlingszwiebeln in Ringe teilen und beides in 2 EL Öl goldbraun braten
- Soja-Ragout und Zwiebeln mischen, Joghurt und Crème fraîche unterheben, mit Gemüseconsommé, Pfeffer, Curry und geriebenem Ingwer würzen
- Bei kleiner Flamme 15 Minuten köcheln lassen

- Kohlrabi in feine Scheiben schneiden, würzen mit Gemüseconsommé und in wenig Wasser garen
- Karotten in Scheiben schneiden, würzen mit Gemüseconsommé und in wenig Wasser garen
- Kohlrabi und Karotten auf den Tellern verteilen und das Ragout darauf anrichten

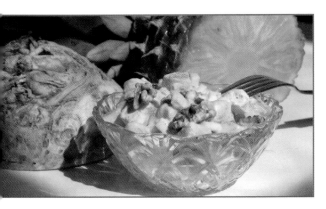

Waldorfsalat

Zutaten

1/2 kleine Sellerieknolle

3 Scheiben von frischer Ananas

50 g Walnusskerne

1/2 Becher Crème fraîche (85 g)

1/2 Becher Joghurt (85 g)

1 leicht gehäufter EL Mayonnaise

Salz

weißer Pfeffer

Trennkostzuordnung: Eiweißmahlzeit

Zubereitung

- Den Sellerie schälen und in Salzwasser garen. In Stifte teilen
- Die Ananas in kleine Stücke schneiden
- Die Walnusskerne vierteln
- Aus Crème fraîche, Joghurt, Mayonnaise und den Gewürzen ein Dressing rühren
- Mit Sellerie und Ananas vermischen
- Die Walnusskerne erst vor dem Servieren untermischen, da sie sonst bitter werden

Thunfischsalat

Zutaten

2 Dosen Thunfisch

einige Salatblätter

1 mittelgroße Zwiebel

1 Salzdillgurke

2 EL Joghurt, 3,5% Fett

2 EL Crème fraîche

weißer Pfeffer aus der Mühle

Trennkostzuordnung: Eiweißmahlzeit

Zubereitung

- Den Thunfisch gut ausdrücken und in einer Schüssel zerstückeln
- Joghurt mit Crème fraîche, der klein gehackten Zwiebel und der kleingewürfelten Salzdillgurke zu einem Dressing glatt rühren
- Mit Pfeffer abschmecken
- Dressing unter den Thunfisch mischen
- Thunfischsalat in einem Pokal auf Salatblättern anrichten

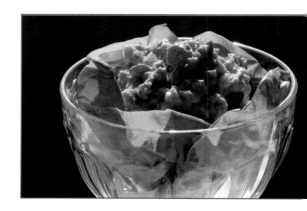

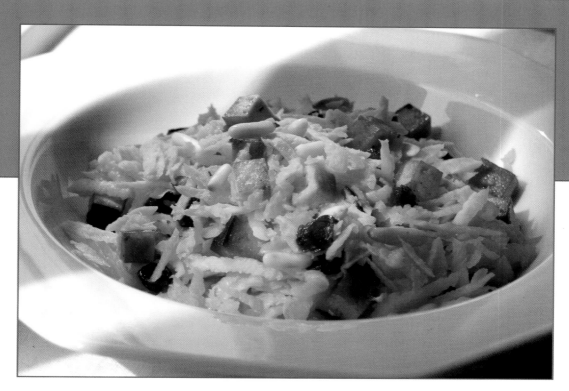

Tofu-Karotten-Salat

Zutaten

400 g Karotten

300 g Räuchertofu

1 EL Sojasoße

2 gehäufte EL Rosinen

2 gehäufte EL Pinienkerne

1 EL Himbeeressig

2 EL Walnussöl

20 g Butterschmalz (z.B. Brabu)

Gemüseconsommé

Salz

Pfeffer

Trennkostzuordnung: Eiweißmahlzeit

Zubereitung

* Die Karotten grob raspeln
* Den Tofu würfeln, in der Sojasoße wenden, würzen mit Gemüseconsommé und Pfeffer und von allen Seiten rasch goldbraun braten
* Die Pinienkerne in der Pfanne ohne Fett rösten
* Aus dem Essig, Öl, Gemüseconsommé und Pfeffer ein Dressing rühren
* Alle Zutaten miteinander vermischen

Azukibohnensalat mit Frühlingszwiebeln, dazu Hackbällchen

Zutaten

250 g Azukibohnen

100 g Soja-Hack

100 g Zucchini

100 g Rucola-Salat (ggf. Feldsalat)

1 Bund Frühlingszwiebeln

100 g Schafskäse

1 Ei

2 leicht gehäufte EL Crème fraîche

9 EL Olivenöl

2 EL Balsamicoessig

2 Zweige Bohnenkraut (ersatzweise 1 gestrichener EL getrocknetes Bohnenkraut)

Gemüseconsommé

schwarzer Pfeffer aus der Mühle

Trennkostzuordnung: Eiweißmahlzeit

Zubereitung

Am Vortag
- Die Bohnen in 1 l kaltem Wasser kühl stellen und quellen lassen

Am Folgetag
- Die Bohnen vor dem Kochen mitsamt dem Quellwasser mit Gemüseconsommé, Pfeffer und dem Bohnenkraut würzen
- Bei kleiner Flamme köchelnd garen
- Nicht zu weich werden lassen, abtropfen

- Für das Dressing 2 EL Öl mit dem Essig und der Crème fraîche verrühren
- Würzen mit Gemüseconsommé und Pfeffer
- Die Frühlingszwiebeln in feine Ringe schneiden
- Die Hälfte davon ins Dressing geben
- 1 EL von dem Dressing unter den Rucola-Salat mischen

- Das restliche Dressing 1 Stunde vor dem Verzehr unter die Bohnen heben
- Den Bohnensalat auf einem Rucolarand anrichten

- Das Hack mit 200 ml kochend heißem Wasser übergießen
- 30 Minuten quellen lassen
- Die Zucchini grob raspeln
- In 2 EL Öl von allen Seiten kurz anbraten
- Unter das Hack mischen
- Das Ei dazugeben
- Den Schafskäse mit der Gabel fein zerdrücken
- Restliche Frühlingszwiebeln in 2 EL Öl leicht bräunen
- Alles zusammenmischen
- Würzen mit Gemüseconsommé und Pfeffer
- Mit einem Teelöffel oder runden Kaffeeportionierer kleine Bällchen formen
- In 3 EL Öl von allen Seiten knusprig braten

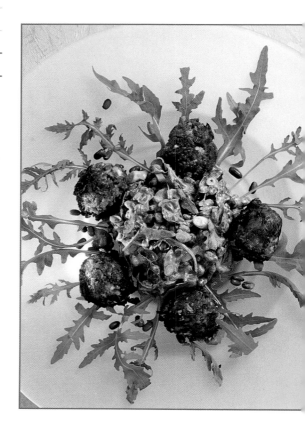

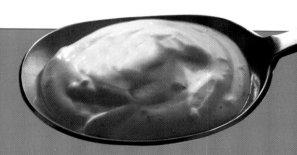

Pfiffige
Salatdressings

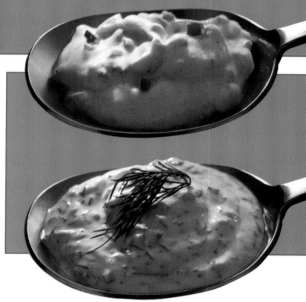

Sahne-Dressing

Zutaten

100 g Joghurt

1 leicht gehäufter EL Mayonnaise

100 ml süße Sahne

2 EL heißes Wasser

1/2 gestrichener TL scharfer Senf

2 leicht gehäufte EL fein gehackte Petersilie

Gemüseconsommé

weißer Pfeffer

Trennkostzuordnung: Neutrale Mahlzeit

Zubereitung
- Die Gemüseconsommé in heißem Wasser auflösen
- Alle Zutaten hinzugeben, abkühlen lassen
- Erst kurz vor dem Servieren mit dem Salat vermischen

Crème-fraîche-Dressing

Zutaten

170 g Crème fraîche

Gemüseconsommé

2 EL frischer gehackter Dill

1 Msp. Salz

weißer Pfeffer aus der Mühle

Trennkostzuordnung: Neutrale Mahlzeit

Zubereitung
- Die Crème fraîche mit Gemüseconsommé, dem Dill, Salz und Pfeffer verrühren
- Erst kurz vor dem Servieren mit dem Salat vermischen

Joghurt-Dressing

Zutaten

200 g Joghurt

2 EL heißes Wasser

Gemüseconsommé

weißer Pfeffer aus der Mühle

Kräuter nach Wahl

Trennkostzuordnung: Neutrale Mahlzeit

Zubereitung
* Die Gemüseconsommé in heißem Wasser auflösen
* Alle Zutaten hinzugeben, abkühlen lassen
* Gewünschte Kräuter hinzufügen
* Erst kurz vor dem Servieren mit dem Salat vermischen

Italienisches Dressing

Zutaten

4 EL Olivenöl

1 EL Rotweinessig

Gemüseconsommé

1/2 TL Kräuter der Provence

1 Msp. Salz

weißer Pfeffer aus der Mühle

Trennkostzuordnung: Eiweißmahlzeit

Zubereitung
* Das Öl mit dem Essig, etwas Gemüseconsommé, den Kräutern der Provence, Salz und Pfeffer verrrühren
* Erst kurz vor dem Servieren mit dem Salat vermischen

Buttermilch-Dressing

Zutaten

150 ml Buttermilch

50 g Crème fraîche

Gemüseconsommé

weißer Pfeffer aus der Mühle

Kräuter nach Wahl

Trennkostzuordnung: Neutrale Mahlzeit

Zubereitung
* Die Buttermilch mit Crème fraîche, Gemüseconsommé und dem Pfeffer verrrühren
* Gewünschte Kräuter hinzufügen
* Erst kurz vor dem Servieren mit dem Salat vermischen

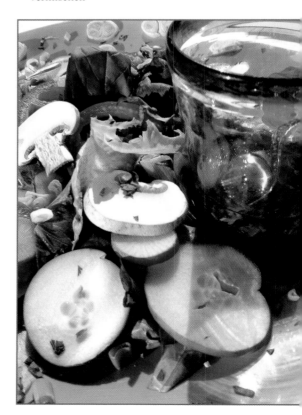

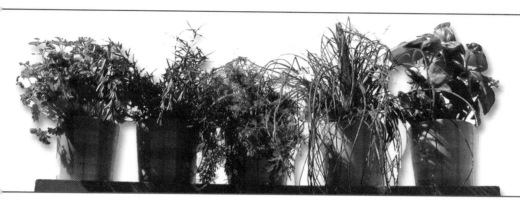

Dickmilch-Dressing

Zutaten

250 g Dickmilch

Gemüseconsommé

weißer Pfeffer aus der Mühle

Schnittlauch, Petersilie oder Dill

Trennkostzuordnung: Neutrale Mahlzeit

Zubereitung

- Die Dickmilch mit Gemüseconsommé und dem Pfeffer verrrühren
- Gewünschte Kräuter hinzufügen
- Erst kurz vor dem Servieren mit dem Salat vermischen

Sauerrahm-Dressing mit Balsamico

Zutaten

150 g Sauerrahm

2 EL heißes Wasser

2 EL Balsamicoessig

2 EL Olivenöl

Gemüseconsommé

weißer Pfeffer aus der Mühle

Kräuter nach Wahl

Trennkostzuordnung: Eiweißmahlzeit

Zubereitung

- Die Gemüseconsommé in heißem Wasser auflösen
- Alle Zutaten hinzugeben, abkühlen lassen
- Gewünschte Kräuter hinzufügen
- Erst kurz vor dem Servieren mit dem Salat vermischen

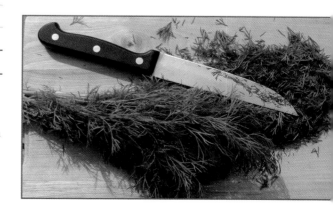

Lunch oder Dinner
Rezepte mit Gemüse von
A wie Aubergine bis Z wie Zucchini

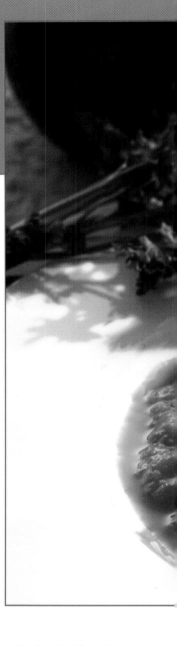

Gefüllte Auberginenhälften

Zutaten

80 g Soja-Sojetten

4 Auberginen

4 vollreife Fleischtomaten

2 mittelgroße Zwiebeln

50 g getrocknete, in Olivenöl eingelegte Tomaten

120 g Schafskäse

8 EL Olivenöl

1 gestrichener TL Thymian

2 gestrichener TL Oregano

Gemüseconsommé

Paprikapulver mild, Paprikapulver scharf

Salz

weißer Pfeffer aus der Mühle

Trennkostzuordnung: Eiweißmahlzeit

Zubereitung

- Die Auberginen halbieren und aushöhlen. Das Innere zur Seite stellen. Die Hälften leicht salzen und mit 2 EL Olivenöl bestreichen. Im Backofen bei 180° C 15 Minuten backen lassen

- Die Sojetten mit 160 ml kochend heißem Wasser übergießen und 30 Minuten quellen lassen, abtropfen. In 2 EL ÖL von allen Seiten kräftig anbraten
- Das Innere aus den Auberginen fein würfeln und in 1 EL Öl 3 Minuten von allen Seiten bei mittlerer Hitze braten
- Die Zwiebeln fein würfeln und in 2 EL Öl goldbraun braten
- Den Schafskäse zerbröseln

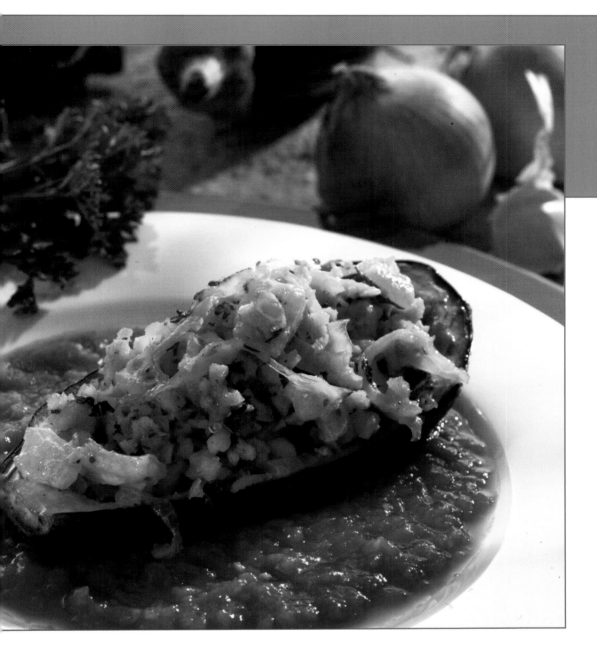

- Die getrockneten Tomaten sehr fein würfeln
- Die Sojetten, das Auberginenfleisch, die Zwiebeln und die Tomatenwürfel vermischen. 80 g des Schafskäses dazugeben
- Würzen mit Gemüseconsommé, je einem gestrichenen TL der beiden Paprikapulver, dem Thymian und 1 TL Oregano
- Die Sojettenmischung in die Auberginenhälften füllen. Diese mit dem Rest des Schafskäses bestreuen

- Eine Auflaufform mit 1 EL Öl ausfetten
- Backen bei 180° C, 40 Minuten
- Für die Soße die Fleischtomaten abziehen, pürieren, das Tomatenwasser abgießen. Würzen mit Gemüseconsommé, 1 TL Oregano und Pfeffer
- Nur kurz erhitzen

E-Herd	Gasherd	Umluftherd
180° C	Stufe 2	160° C

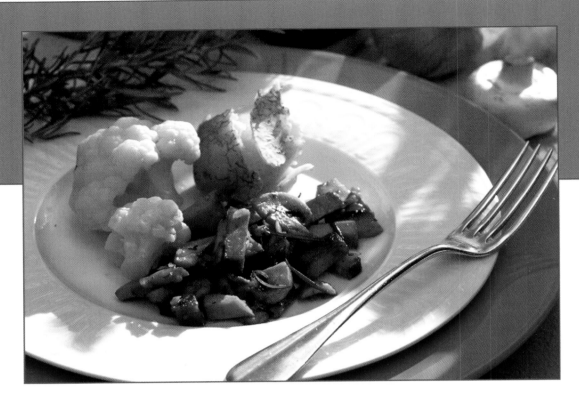

Blumenkohl mit Tofu-Pilz-Ragout

Zutaten

800 g Blumenkohl

4 große Kartoffeln (mehlig kochend)

400 g Räuchertofu (feste Sorte)

250 g Champignons

2 mittelgroße Zwiebeln

1 Becher Crème fraîche (170 g)

60 g Butterschmalz (z.B. Brabu)

30 g Butter

1 EL Sojasoße

Gemüseconsommé

Kräuter der Provence

Rosmarinpulver oder -nadeln

weißer Pfeffer aus der Mühle

Zubereitung

- Den Blumenkohl würzen und garen
- Die Kartoffeln mit der Schale in wenig Wasser garen
- Die Champignons in Scheiben teilen, in 20 g Butterschmalz kurz von allen Seiten braten
- Die Zwiebeln fein würfeln, in 20 g Butter goldbraun rösten
- Den Tofu in Stifte schneiden, in Sojasoße wenden und in 20 g Butterschmalz von allen Seiten ganz kurz anbraten
- Champignons, Zwiebeln und Tofu vermischen, die Crème fraîche unterrühren
- Würzen mit Gemüseconsommé, Kräuter der Provence, zerstoßenem Rosmarin und Pfeffer
- Über dem Blumenkohl vor dem Anrichten die Butter schmelzen lassen
- Die Kartoffeln in der Schale dazu reichen

Trennkostzuordnung: Kohlenhydratmahlzeit

Brokkoli mit Lachssteak

Zutaten

1 frischer Lachs (etwa 2 kg)

800 g Brokkoli

80 g Butter

1 Bund Petersilie

1 Msp. Muskat

Gemüseconsommé

Salz

weißer Pfeffer aus der Mühle

Trennkostzuordnung: Eiweißmahlzeit

E-Herd	Gasherd	Umluftherd
170–180° C	Stufe 1–2	160° C

Zubereitung

- Den Lachs im Fischgeschäft küchenfertig vorbereiten lassen. Unter fließendem Wasser abspülen, trocken tupfen
- Mit Salz und Pfeffer würzen, mit der Hälfte der zerlassenen Butter beträufeln und mit der grob gehackten Petersilie bestreuen
- In eine Alufolie wickeln, die Ränder der Folie nach oben hin einschlagen, damit der Fischsud nicht herausläuft
- Im Backofen 50–60 Minuten bei 170–180° C garen

- Die Brokkoliröschen in einen Topf ohne Wasser setzen. 1 gehäufter EL Gemüseconsommé in 1/2 Tasse Wasser auflösen, Pfeffer und Muskat dazurühren und diese Mixtur über den Brokkoli tropfen
- Bei großer Flamme zum Kochen bringen, dann auf kleinster Flamme mit geschlossenem Deckel fertig garen
- Mit der Schaumkelle den Brokkoli vorsichtig aus dem Topf heben
- Die restliche geschmolzene Butter darüber geben

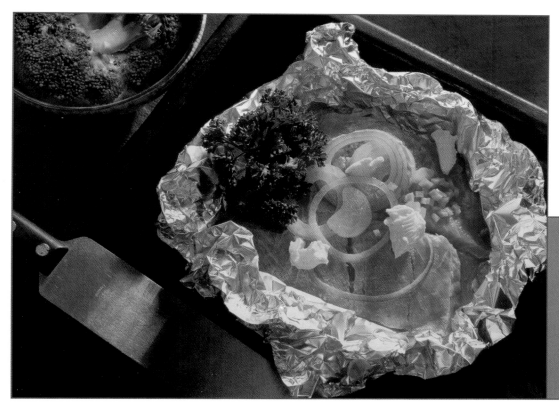

Chicorée mit Schinken und Käse überbacken

Zutaten

8 mittelgroße Chicorée

8 dünne Scheiben gekochter Schinken

8 dünne Scheiben mittelalter Gouda

50 g Butter

4 Knoblauchzehen

2 l Gemüseconsommé

weißer Pfeffer aus der Mühle

Trennkostzuordnung: Eiweißmahlzeit

Zubereitung

* Chicorée auf kleinster Flamme in der Gemüsebrühe garen
* Knoblauchzehen halbieren, zu der Brühe geben und mitkochen
* Die Chicorée aus der Brühe heben und abtropfen
* 20 g Butter in einer feuerfesten Form zergehen lassen
* Die abgetropften, noch heißen Chicorée in die Form geben
* Den Saftschinken in dem Butterrest in einer Extrapfanne kurz von beiden Seiten anbraten, auf die Chicorée geben und andrücken, mit etwas Pfeffer würzen
* Die Goudascheiben auf der gesamten Form verteilen
* Die Form in den Herd oder Überbacker geben und überbacken, bis der Käse beginnt, krustig zu werden
* Ganz heiß servieren

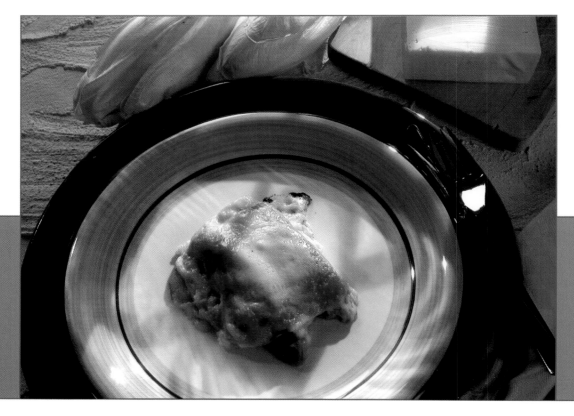

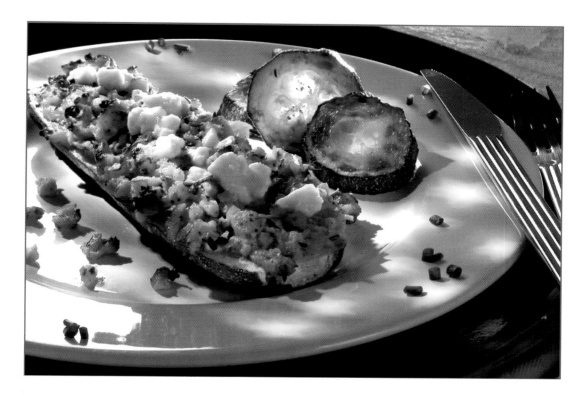

Gefüllte Zucchini

Zutaten

6 mittelgroße Zucchini

80 g Soja-Sojetten

150 g Schafskäse

2 vollreife Fleischtomaten

2 mittelgroße Zwiebeln

1 Becher Crème fraîche (170 g)

6 EL Olivenöl

1 gehäufter EL Kräuter der Provence

Gemüseconsommé

weißer Pfeffer aus der Mühle

Trennkostzuordnung: Eiweißmahlzeit

E-Herd	Gasherd	Umluftherd
160° C	Stufe 1	150° C

Zubereitung

- 1 Zucchini raspeln
- Die Tomaten klein würfeln
- Die Zwiebeln fein würfeln
- Die Sojetten mit 160 ml kochendem Wasser übergießen und 30 Minuten quellen lassen
- Die Zwiebeln in 1 EL Öl goldbraun braten
- Die Sojetten in 2 EL Öl von allen Seiten anbraten
- 4 Zucchini halbieren, die Hälften mit 2 EL Öl bestreichen
- Den Schafskäse zerbröseln
- Die Sojetten, Zwiebeln, 2/3 des Schafskäses, die geraspelte Zucchini und die Tomaten mit der Crème fraîche mischen, würzen mit den Kräutern, Gemüseconsommé und Pfeffer
- Eine Auflaufform mit dem restlichen Öl ausfetten, die Zucchinihälften hineinlegen und mit der Sojetten-Farce füllen
- Mit dem Rest des Schafskäses bestreuen
- Die restliche Zucchini in Scheiben schneiden, würzen und um die Zucchinihälften legen
- Im Backofen bei 160° C 45 Minuten überbacken

Rotkohl mit Apfelringen, Erbsenragout und Spätzle

Zutaten

100 g Soja-Ragout	
800 g Rotkohl	
4 große säuerliche Äpfel	
2 große Zwiebeln	
150 g Erbsen (Tiefkühl)	
200 g Kichererbsenmehl	
4 Eier	
1/2 Becher Crème fraîche (85 g)	
1/2 Becher Sahne (85 g)	
60 g Butterschmalz (z.B. Brabu)	
30 g vegetarisches Zwiebelschmalz	
Gemüseconsommé	
4 Lorbeerblätter	
10 Wacholderbeeren	
6 Pimentkörner	
4 Nelken	
Salz	
weißer Pfeffer aus der Mühle	

Trennkostzuordnung: Eiweißmahlzeit

Zubereitung

- Den Rotkohl grob hobeln. Garen in 1/2 Tasse Wasser auf kleinster Flamme. Abtropfen
- 2 Äpfel schälen und in kleine Scheiben teilen. Mitsamt den Lorbeerblättern, Wacholderbeeren, Pimentkörnern und Nelken zu dem Rotkohl geben
- 1 Zwiebel würfeln, in 10 g Butterschmalz bei mittlerer Flamme goldbraun braten und alles unter den Kohl geben
- Das Zwiebelschmalz hinzufügen und abschmecken mit Gemüseconsommé und Pfeffer
- Bei kleinster Flamme so lange weiterschmoren, bis die Apfelstücke zerfallen
- Das Soja-Ragout mit kochendem Wasser übergießen und 1 Stunde quellen lassen. Abtropfen
- In 40 g Butterschmalz von allen Seiten anbraten
- Die Zwiebel mittelfein würfeln und in 10 g Butterschmalz goldbraun braten. Sahne, Crème fraîche und eine Tasse Wasser hinzugeben. Würzen mit Gemüseconsommé und Pfeffer
- Soja-Ragout und Zwiebelgemisch zusammengeben und bei kleiner Flamme die Flüssigkeit unter

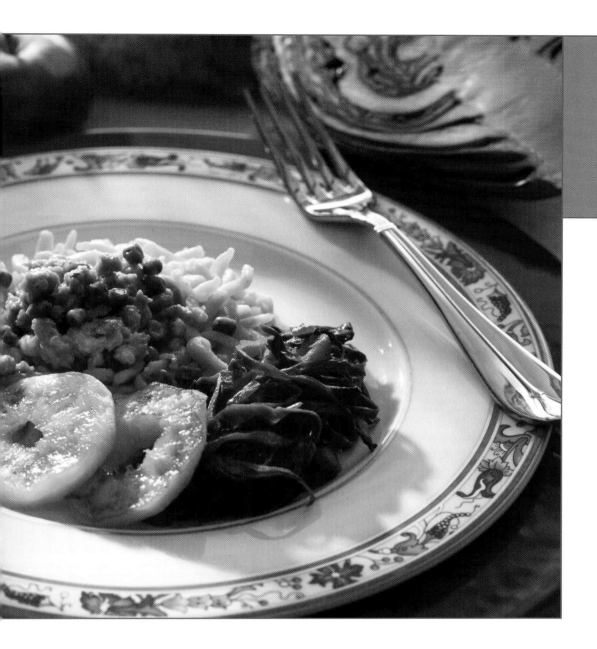

gelegentlichem Rühren bis auf einen kleinen Rest
einköcheln lassen
- Am Schluss die Erbsen hineingeben und einmal
  aufkochen
- Für die Spätzle das Kichererbsenmehl mit den
  Eiern und 1 Prise Gemüseconsommé zu einem
  elastischen Teig verkneten, ggf. eine winzige
  Menge Wasser hinzufügen
- Die Spätzle von einem Brett in kochendes
  Salzwasser schaben oder durch eine Spätzle-Reibe
  geben, nur 2 Minuten kochen, abtropfen

- In 20 g Butterschmalz von allen Seiten
  kurz anbraten
- 2 Äpfel mit oder ohne Schale in fingerdicke
  Scheiben teilen, das Kerngehäuse ausstechen,
  von beiden Seiten etwas salzen und auf mittlerer
  Flamme von beiden Seiten braten, bis sie weich
  sind und Farbe nehmen

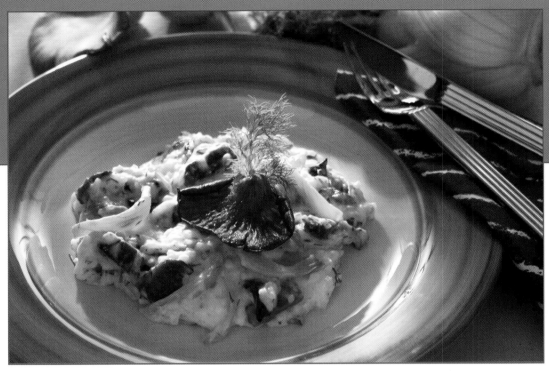

Fenchel-Austernpilz-Risotto

Zutaten

300 g Fenchelknolle mit Fenchelgrün

200 g Austernpilze

1 Knoblauchzehe

2 Frühlingszwiebeln

2 mittelgroße Salzdillgurken

200 g Risottoreis

1/2 Becher Crème fraîche (85 g)

60 g Butterschmalz (z.B. Brabu)

Gemüseconsommé

weißer Pfeffer aus der Mühle

Trennkostzuordnung: Kohlenhydratmahlzeit

Zubereitung

- Den Reis in 20 g Butterschmalz von allen Seiten anbraten. 2 Finger breit mit Wasser bedecken, würzen mit Gemüseconsommé. Bei kleinster Flamme köcheln lassen, bis das Wasser aufgebraucht ist
- Das Grün von den Fenchelknollen abschneiden und zur Seite legen
- Den Fenchel in mundgerechte Stücke schneiden, würzen mit Gemüseconsommé und Pfeffer und bei kleinster Flamme gar köcheln lassen
- Die Zwiebeln in Ringe teilen und in 20 g Butterschmalz anbraten
- Die Austernpilze in ca. 4 cm große Stücke schneiden und dazugeben
- Die Knoblauchzehe durch eine Presse geben und untermischen. Alles so lange auf mittlerer Flamme braten, bis die Pilze beginnen, Wasser zu ziehen
- Würzen mit Gemüseconsommé und Pfeffer
- Das Fenchelgrün hacken und bei geschlossenem Deckel und ausgestellter Flamme mitziehen lassen
- Die Salzdillgurken fein würfeln
- Alles vermischen. Die Crème fraîche dazurühren

Karotten mit Rumpsteak und Kräuterbutter

Zutaten

4 Rumpsteaks

800 g Karotten

30 g Butter

40 g Kräuterbutter

2 EL Olivenöl

Gemüseconsommé

Salz

schwarzer Pfeffer aus der Mühle

Trennkostzuordnung: Eiweißmahlzeit

Zubereitung

· Die Rumpsteaks salzen und pfeffern
· Im erhitzten Olivenöl anbraten und auf mittlerer Flamme 6–8 Minuten fertig braten
· Auf vier vorgewärmten Tellern warm stellen
· Die Kräuterbutter auf den Rumpsteaks schmelzen lassen

· Die Karotten in Stücke schneiden, mit Gemüseconsommé würzen, in wenig Wasser garen, abtropfen lassen
· Die Butter untermischen

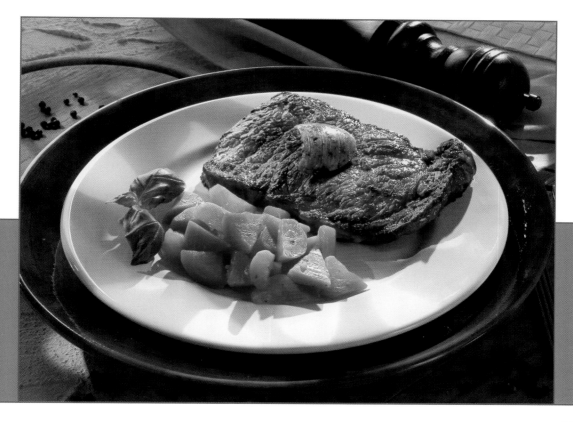

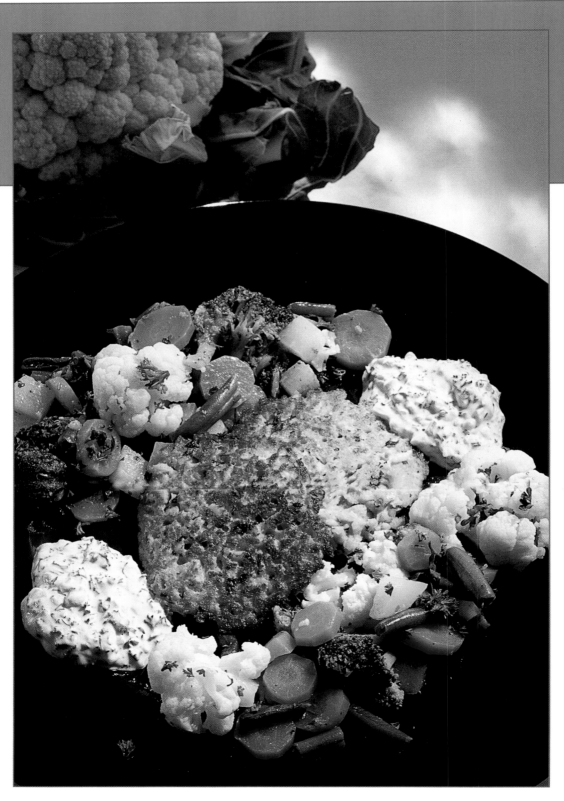

144

Gemischtes Gemüse mit Hack-Tofu-Bratlingen in Mandelsoße

Zutaten

70 g Soja-Hack

100 g Tofu natur (weiche Sorte)

1 kleiner Blumenkohl (ca. 500 g)

200 g Karotten

200 g Kohlrabi

1 Tasse Erbsen (Tiefkühl)

100 g grüne Bohnen (Tiefkühl)

200 g Brokkoli

1 Bund Frühlingszwiebeln

50 g gehobelte Mandeln

3 EL trockener Weißwein

100 g Rahmgouda (70% Fett i.Tr.)

2 Eigelb

3 Eier

2 gehäufte EL Crème fraîche

60 g Bratbutter (z.B. Brabu)

20 g Butter

1/2 gestrichener TL Thymian

1 Bund Petersilie

Gemüseconsommé

1 Msp. Muskat

weißer Pfeffer

Trennkostzuordnung: Eiweißmahlzeit

Zubereitung

- Das Hack mit 140 ml kochend heißem Wasser übergießen
- 20 Minuten quellen lassen
- Den Tofu zerdrücken, dazugeben
- 200 g von dem Blumenkohl in Röschen teilen und in wenig Wasser so weich garen, dass er sich zerdrücken lässt
- Die Mandeln ohne Fett in der Pfanne von allen Seiten leicht anrösten
- Die Frühlingszwiebeln in feine Ringe schneiden
- Diese in 20 g Brabu von allen Seiten anbraten
- Die Hälfte der Mandeln, die gebratenen Zwiebeln und die 3 Eier zu dem Soja-Tofu-Gemisch geben
- Den gut gekühlten Käse grob raspeln, untermischen
- Würzen mit Gemüseconsommé, Pfeffer und dem Thymian
- Die Petersilie grob hacken
- 1/3 davon in das Soja-Tofu-Gemisch einarbeiten
- Runde Bratlinge formen
- In 40 g Brabu in der Pfanne bei mittlerer Hitze braten
- Den Kohlrabi und die Karotten würfeln
- In wenig Wasser garen
- Nach 10 Minuten die Bohnen hinzufügen
- Blumenkohl in Röschen teilen und ebenfalls dazugeben
- Nach weiteren 5 Minuten den in Röschen geteilten Brokkoli ebenfalls zu dem Kochgut geben
- Würzen mit Gemüseconsommé und Pfeffer
- Noch weitere 10 Minuten garen
- Am Schluss die Erbsen dazugeben
- 2 Minuten mitköcheln
- Das Kochwasser gänzlich abtropfen lassen
- Die Butter unterheben
- 1/3 der Petersilie einstreuen
- Die Crème fraîche in einem kleinen Topf schmelzen lassen
- Den Weißwein einrühren
- Vom Feuer nehmen und das Eigelb einquirlen
- Auf der kleinsten Flamme mit dem Schneebesen ständig rühren, bis die Soße eingedickt ist (darf nicht kochen!)
- Die restlichen Mandeln dazurühren
- Würzen mit Gemüseconsommé, Pfeffer und dem Muskat

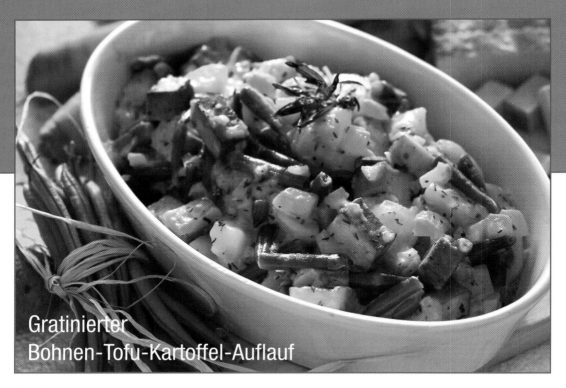

Gratinierter
Bohnen-Tofu-Kartoffel-Auflauf

Zutaten

500 g Kartoffeln (festkochend)

500 g grüne Bohnen (Tiefkühl)

2 große Zwiebeln

5 mittelgroße Karotten

4 Zweige Bohnenkraut (ersatzweise 2 leicht gehäufte EL getrocknetes Bohnenkraut)

300 g Räuchertofu

200 g Wörishofener Käse (60 % Fett i.Tr.)

1 Becher Crème fraîche (170 g)

6 EL Olivenöl

2 Eigelb

1 EL Sojasoße

Gemüseconsommé

weißer Pfeffer aus der Mühle

Trennkostzuordnung: Kohlenhydratmahlzeit

Zubereitung

- Die geschälten Kartoffeln in dicke Scheiben schneiden, würzen mit Gemüseconsommé und in 1/2 Tasse Wasser garen, abgießen
- Karotten würfeln, würzen mit Gemüseconsommé und in 1/2 Tasse Wasser garen, abgießen
- Die Bohnen zusammen mit dem Bohnenkraut in 1/2 Tasse Wasser garen
- Die Zwiebeln mittelfein würfeln und in 2 EL Öl anbraten
- Den Wörishofener Käse reiben
- Die Hälfte des Käses mit dem Eigelb und Crème fraîche verrühren
- Würzen mit Gemüseconsommé und Pfeffer
- Den Räuchertofu in 1,5 cm große Würfel schneiden, würzen mit Gemüseconsommé, Pfeffer und der Sojasoße und in 2 EL Öl anbraten, unter die Creme mischen
- Eine Auflaufform mit 2 EL Öl ausfetten
- Die Bohnen, Kartoffeln, Karotten und Zwiebeln hineingeben und das Crème-fraîche-Käse-Gemisch darüber streichen
- Mit dem restlichen Käse bestreuen und im Backofen bei 180° C ca. 30 Minuten backen

E-Herd	Gasherd	Umluftherd
180° C	Stufe 2	160° C

146

Gefüllte Kohlrabi mit Selleriepüree

Zutaten

100 g Soja-Sojetten

8 kleinere Kohlrabi

2 mittelgroße Zwiebeln

600 g Sellerieknollen

1 Bund Petersilie

2 Eier

5 EL Olivenöl

150 g Gruyère-Käse (geraspelt)

1/2 Becher Crème fraîche (85 g)

1/2 Becher süße Sahne (85 g)

2 Msp. Muskat

Gemüseconsommé

weißer Pfeffer aus der Mühle

Trennkostzuordnung: Eiweißmahlzeit

Zubereitung

- Die Kohlrabi in wenig Wasser 10 Minuten bei kleiner Flamme köcheln lassen, dann aushöhlen
- Das Innere und den Deckel der Kohlrabi sehr weich kochen und zerdrücken
- Die Sojetten mit 200 ml kochend heißem Wasser übergießen und 20 Minuten quellen lassen
- In 3 EL Öl von allen Seiten gut anbraten
- Die Zwiebeln würfeln und in 2 EL Öl anbraten
- Die Petersilie mittelfein hacken
- Die Sojetten, den zerdrückten Kohlrabi und die Zwiebeln mit den Eiern, der Crème fraîche, der Petersilie und 100 g von dem Käse vermischen
- Würzen mit Gemüseconsommé, Pfeffer und 1 Msp. Muskat
- Die Kohlrabi damit füllen, den restlichen Käse darüber streuen
- Im Backofen ca. 30 Minuten bei 200° C backen
- Die Sellerieknollen weich dünsten, mit der Sahne zu Püree verarbeiten und würzen mit Gemüseconsommé, Pfeffer und 1 Msp. Muskat

E-Herd	Gasherd	Umluftherd
200° C	Stufe 3	170° C

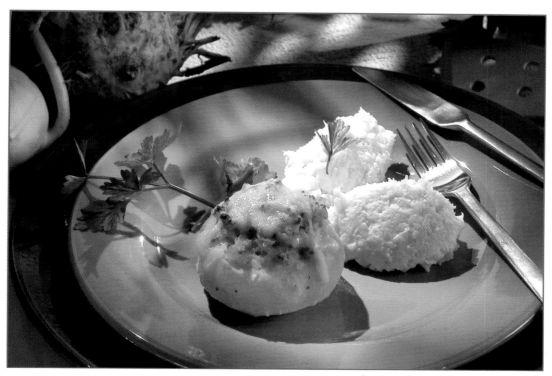

Kürbisrösti mit Ingwer-Mango-Ragout

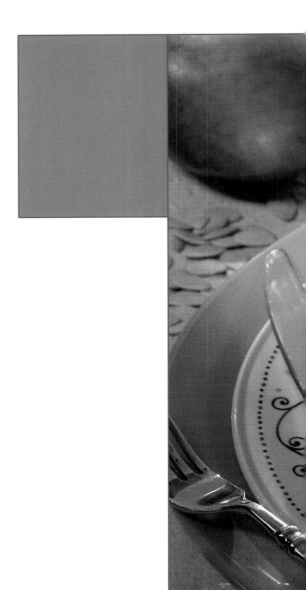

Zutaten Ingwer-Mango-Ragout

100 g Soja-Ragout

1 große Mango (reif)

2 Knoblauchzehen

1 Stück Ingwerwurzel

3 EL Olivenöl

1/2 Becher Crème fraîche (85 g)

100 ml trockener Weißwein

1 EL Birnendicksaft

1 gestrichener EL Paprika scharf

1 Bund Koriander (ersatzweise 1 gehäufter EL getrockneter Koriander)

Gemüseconsommé

weißer Pfeffer aus der Mühle

Zubereitung Ingwer-Mango-Ragout

* Das Ragout mit 200 ml kochend heißem Wasser übergießen, 20 Minuten quellen lassen, abtropfen
* In 3 EL Öl von allen Seiten anbraten
* Würzen mit Gemüseconsommé, Pfeffer, Koriander und dem Paprika
* Die Ingwerwurzel schälen und grob raspeln
* Die Knoblauchzehen durch die Presse geben
* Alles vermischen
* 150 ml Wasser, den Weißwein und Crème fraîche untermischen
* Bei kleinster Flamme 30 Minuten unter gelegentlichem Umrühren köcheln lassen
* Die Mango schälen, in 1,5 cm große Würfel teilen und dazugeben
* Den Birnendicksaft unterrühren

Zutaten Kürbisrösti

1 Hokkaido-Kürbis (ca. 500 g)

1 mittelgroße Zwiebel

2 Eier

40 g Butterschmalz (z.B. Brabu)

Gemüseconsommé

weißer Pfeffer aus der Mühle

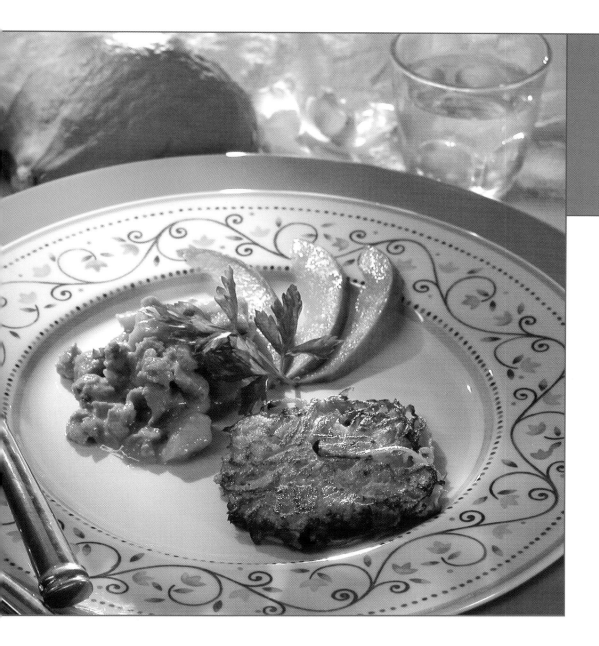

Zubereitung Kürbisrösti

- Den gewaschenen, ungeschälten Kürbis in einen Topf mit sprudelnd kochendem Wasser stellen, 5 Minuten bei kleinster Flamme köcheln lassen
- Den Kürbis halbieren, das Kerngehäuse entfernen
- Raspeln auf einer Röstireibe
- Die Zwiebel fein reiben und mitsamt den Eiern unter die Kürbisraspeln mischen
- Würzen mit Gemüseconsommé und Pfeffer

- In einer Pfanne das Butterschmalz erhitzen, die Rösti in flachen Portionen hineinsetzen und bei mittlerer Hitze von beiden Seiten goldbraun braten

---

Trennkostzuordnung: Eiweißmahlzeit

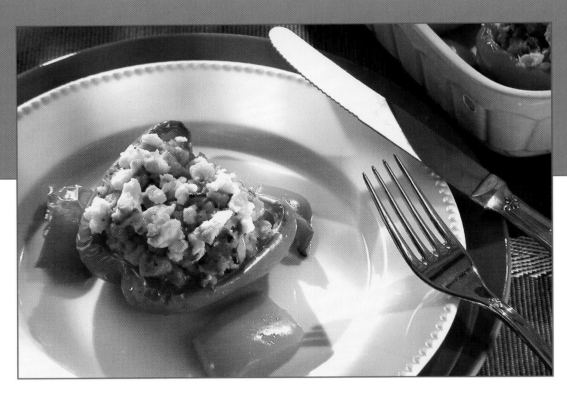

Gefüllte Paprikaschoten

Zutaten

100 g Soja-Sojetten

8 Paprikaschoten (rot, gelb, grün gemischt)

2 vollreife Fleischtomaten

2 große Zwiebeln

250 g Schafskäse

8 EL Olivenöl

Würzmischung Bolognese
(z.B. vom Lebenslinie Versand)

2 EL Sojasoße

Gemüseconsommé

Trennkostzuordnung: Eiweißmahlzeit

Zubereitung

- Die Sojetten mit kochend heißem Wasser übergießen, 20 Minuten quellen lassen, abtropfen
- In 2 EL Öl von allen Seiten anbraten
- Die Zwiebeln hacken und in 2 EL Öl hellbraun braten
- Die Tomaten klein würfeln, abtropfen
- 150 g Schafskäse zerdrücken
- 2 Paprikaschoten sehr klein würfeln und in 1 EL Öl von allen Seiten anbraten
- Alle Zutaten vermischen und mit der Würzmischung, der Sojasoße und Gemüseconsommé würzen
- 4 Paprikaschoten längs halbieren, die Farce einfüllen und mit dem restlichen Schafskäse bestreuen
- Mit dem restlichen Öl eine Auflaufform ausfetten und die Paprikahälften einsetzen
- Die verbliebenen 2 Paprikaschoten in ca. 4 cm große Stücke schneiden, würzen mit Gemüseconsommé und neben die Hälften legen
- Im Backofen bei 200° C 35 Minuten braten

E-Herd	Gasherd	Umluftherd
200° C	Stufe 3	170° C

Rosenkohlpfanne mit Steinpilzchampignons und Ragout

Zutaten

100 g Soja-Ragout	
500 g Rosenkohl	
500 g Champignons	
1 große Zwiebel	
2 gehäufte EL getrocknete Steinpilze	
250 ml süße Sahne	
150 g Gouda	
110 g Butterschmalz (z.B. Brabu)	
Gemüseconsommé	
weißer Pfeffer aus der Mühle	

Trennkostzuordnung: Eiweißmahlzeit

Zubereitung

- Das Soja-Ragout mit 200 ml kochend heißem Wasser übergießen und 30 Minuten quellen lassen, gut abtropfen und in 40 g Butterschmalz von allen Seiten anbraten
- Die Steinpilze mit 1 Tasse kochend heißem Wasser übergießen, 30 Minuten quellen lassen, abtropfen und in 10 g Butterschmalz von allen Seiten anbraten
- Die Champignons in Scheiben schneiden, würzen mit Gemüseconsommé und in 20 g Butterschmalz von allen Seiten anbraten (nur kurz, bis sie Wasser ziehen)
- Die Zwiebel würfeln und in 20 g Butterschmalz goldbraun braten
- Alles miteinander vermischen, die Sahne dazugeben, würzen mit Gemüseconsommé und Pfeffer. 20 Minuten auf kleinster Flamme zugedeckt köcheln lassen
- Den Rosenkohl würzen mit Gemüseconsommé und Pfeffer und in wenig Wasser gar dünsten, abtropfen und unter das Ragout mischen
- Eine Auflaufform mit 20 g Butterschmalz ausfetten und das Ragout-Gemisch hineingeben
- Den gut gekühlten Gouda raspeln und über den Auflauf streuen
- Im Backofen bei 200° C 20 Minuten überbacken (Käse muß leicht gebräunt sein)

E-Herd	Gasherd	Umluftherd
200° C	Stufe 3	170° C

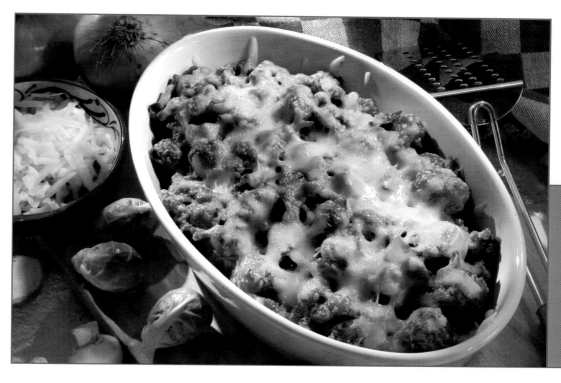

Szegediner Ragout und Kichermehl-Spätzle

Zutaten

100 g Soja-Ragout

500 g frisches Sauerkraut

300 g Kichererbsenmehl

4 mittelgroße Zwiebeln

2 Knoblauchzehen

4 Eier

600 ml Milch

150 g Crème fraîche

125 ml trockener Weißwein

70 g Butterschmalz (z.B. Brabu)

30 g Butter

3 Lorbeerblätter

Gemüseconsommé

1 gestrichener EL Kümmelpulver

weißer Pfeffer aus der Mühle

Trennkostzuordnung: Eiweißmahlzeit

Zubereitung

* Das Soja mit kochend heißem Wasser übergießen
* 20 Minuten quellen lassen, abtropfen
* In 30 g Brabu von allen Seiten gut anbraten
* Die Zwiebeln grob würfeln
* In 40 g Brabu leicht anbraten, bis sie beginnen, Farbe zu nehmen
* Die Knoblauchzehen durch eine Presse geben
* Am Schluss mit den Zwiebeln mitbraten lassen
* Mit dem Soja mischen
* Den Weißwein und die Hälfte der Crème fraîche dazugeben
* Würzen mit Gemüseconsommé, Pfeffer, Kümmelpulver und den Lorbeerblättern
* Bei geschlossenem Deckel bei kleinster Flamme leicht köchelnd 20 Minuten garen
* Das Sauerkraut mit der restlichen Hälfte Crème fraîche mischen
* In dem Ragout kurz erhitzen (nicht kochen)

* Das Kichererbsenmehl in eine Schüssel sieben
* Mit der Milch, den Eiern, Gemüseconsommé und Pfeffer zu einem Teig kneten
* Portionsweise auf ein Brett streichen
* Salzwasser sprudelnd kochen lassen
* Den Teig mit einem Messer zu großen Spätzle in das Wasser schaben
* Die Spätzle innerhalb weniger Minuten garen, abtropfen
* In der Butter von allen Seiten braten

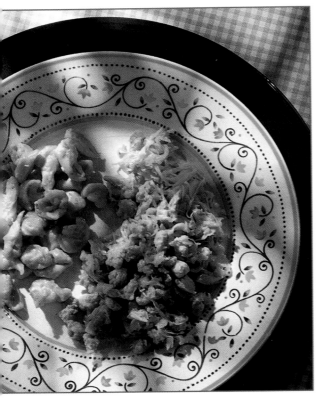

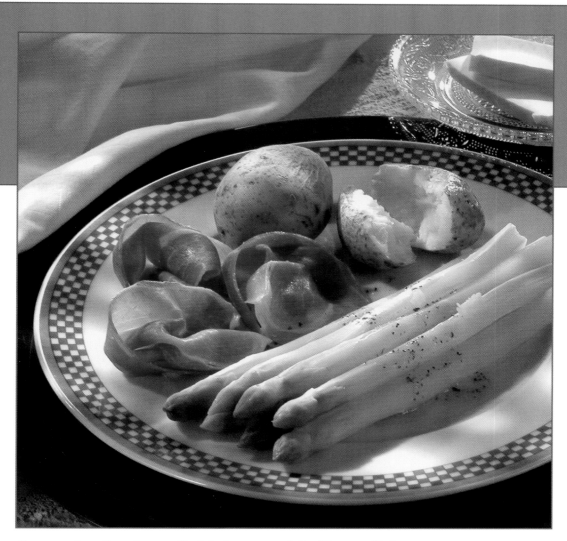

Spargel mit rohem Schinken und Pellkartoffeln

Zutaten

1 kg Spargel

600 g Kartoffeln (fest kochend)

250 g roher Schinken

4 EL Butter

Salz

weißer Pfeffer aus der Mühle

Zubereitung

- Den Spargel schälen und salzen, in wenig Wasser garen, abtropfen
- Die Kartoffeln in der Schale garen
- Die dünnen Schinkenscheiben rollen und dekorativ auf vier vorgewärmten Tellern neben dem Spargel und den Pellkartoffeln anrichten
- Die Butter zerlassen und dazu reichen
- Pfeffer dazustellen

Trennkostzuordnung: Kohlenhydratmahlzeit

Überschmolzene Tomaten

Zutaten

4 große Fleischtomaten

200 g würziger Schnittkäse

4 EL Olivenöl

1 gehäufter EL frischer Rosmarin
(ersatzweise getrocknet)

Gemüseconsommé

weißer Pfeffer aus der Mühle

Trennkostzuordnung: Eiweißmahlzeit

Zubereitung

- Die Tomaten in fingerdicke Scheiben teilen
- Würzen mit Gemüseconsommé und Pfeffer
- Die frischen Rosmarinnadeln auf die Scheiben streuen (sind die Nadeln getrocknet, erst mit einem Stößel zerkleinern)
- Den Käse in Scheiben schneiden
- Das Öl erhitzen und die Tomaten von einer Seite bei mittlerer Flamme braten
- Wenden und die gebratene Seite mit dem Käse bedecken
- Nach einer Minute den Herd ausstellen und die Pfanne mit einem Deckel schließen. Noch nachköcheln lassen

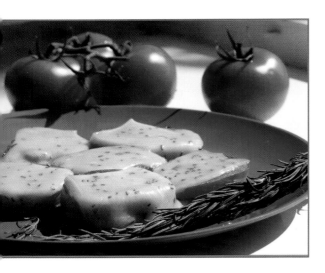

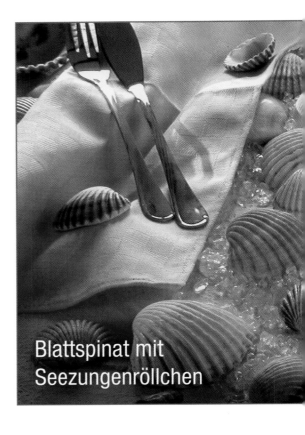

Blattspinat mit Seezungenröllchen

Zutaten

8 Seezungenfilets (frisch oder gefroren)

600 g Blattspinat (Tiefkühl)

3 Knoblauchzehen

2 Eigelb

1/2 Becher Crème fraîche (85 g)

60 g Butter

1/2 Tasse Weißwein

Saft von 1/2 Zitrone

1 Bund gehackter frischer Dill

Gemüseconsommé

Salz

weißer Pfeffer aus der Mühle

Trennkostzuordnung: Einweißmahlzeit

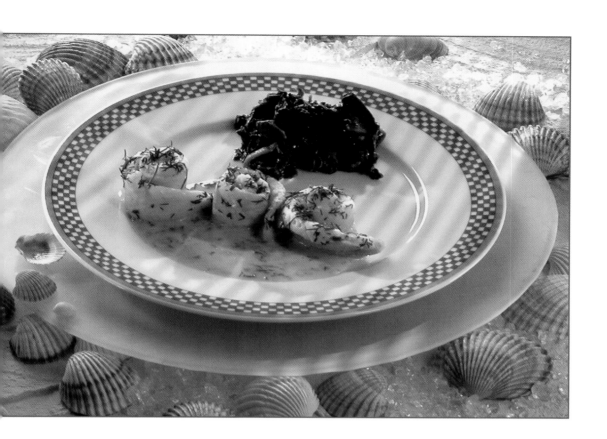

Zubereitung Seezungenröllchen

- Die Seezungenfilets (ggf. auftauen) abwaschen, abtupfen, mit Zitrone beträufeln, mit Salz und Pfeffer würzen
- Die Filets längs halbieren und zu Röllchen formen
- In einem weiten Topf 30 g Butter zerlassen und die Fischröllchen hineinsetzen, mit dem Weißwein umgießen und mit Dill bestreuen
- Den Topf schließen und die Röllchen auf kleinster Flamme garen, herausheben
- Weinsud und Crème fraîche verrühren und mit 1 EL Gemüseconsommé würzen
- Von dem Sud etwas in eine Tasse geben, mit Eigelb verrühren und die vom Herd genommene Soße damit andicken
- Die Fischröllchen wieder hineingeben und warm stellen

Zubereitung Blattspinat

- 30 g Butter in einem Topf erhitzen
- Die klein gehackten Knoblauchzehen darin anrösten
- Den Spinat in den Topf geben und alles kurz durchkochen, abtropfen
- Mit Gemüseconsommé und Pfeffer würzen
- Zu den Seezungenröllchen servieren

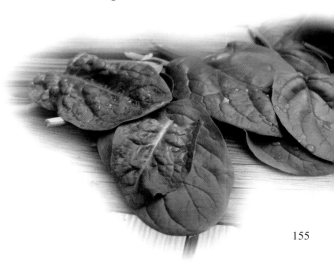

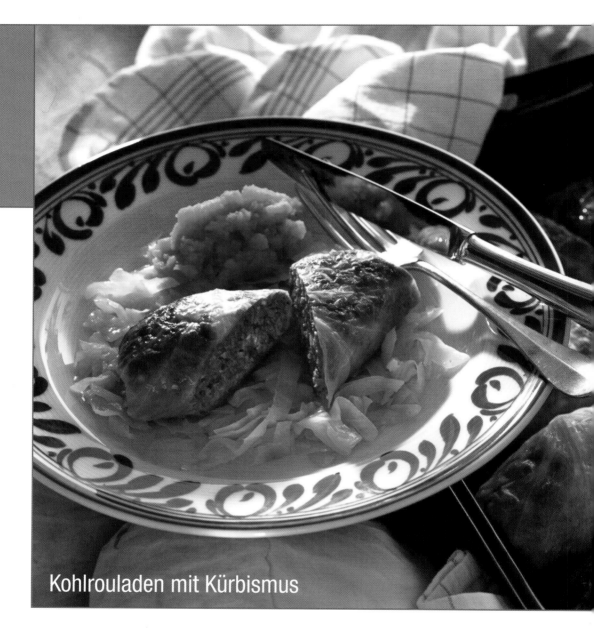

Kohlrouladen mit Kürbismus

Zutaten

100 g Soja-Hack

1 großer Weißkohl

1 kg Hokkaidokürbis

2 mittelgroße Zwiebeln

200 g Schafskäse

2 Eier

1/2 Becher Sahne (85 g)

2 gehäufte EL Crème fraîche

8 EL Olivenöl

Gemüseconsommé

weißer Pfeffer aus der Mühle

2 gehäufte TL Kümmel, gemahlen

2 gehäufte TL Kümmelkörner, ganz

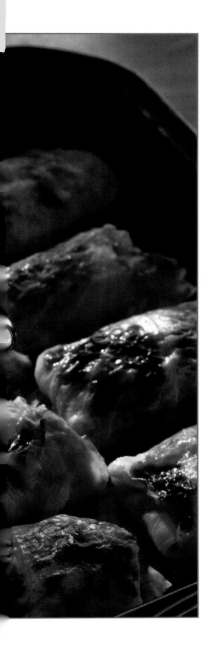

Zubereitung Kohlrouladen

- Den Kohlkopf in einen Kochtopf stellen. Eine Tasse Wasser dazugießen. 10 Minuten bei geschlossenem Deckel köcheln. Etwas abkühlen lassen
- Die äußeren Blätter ablösen und zur Seite legen
- Vom Herzstück des Kohls 300 g grob raspeln und in 2 EL Öl von allen Seiten anbraten
- Das Soja-Hack mit 200 ml kochendem Wasser übergießen
- 30 Minuten quellen lassen, abtropfen
- Von allen Seiten in 2 EL Öl anbraten, bis es Farbe nimmt
- Die Zwiebeln würfeln und in 1 EL Olivenöl hellbraun braten
- Den Schafskäse zerbröseln
- Alles zusammenmischen
- Die Eier und Crème fraîche hinzufügen
- Würzen mit Gemüseconsommé, Pfeffer und 1 TL Kümmelpulver und 1 TL Kümmelkörner
- Die Kohlblätter mit dieser Farce füllen und einrollen. Zusammenbinden oder mit einem Spieß zusammenstecken
- In einen Schmortopf den Rest des Öls geben und die Rollen bei mittlerer Hitze von allen Seiten leicht anbraten
- Den restlichen Kohl in Streifen schneiden, würzen mit Gemüseconsommé und dem restlichen Kümmel. Diese Schnetzel um die Rollen legen
- Bei kleinster Flamme und geschlossenem Deckel schmoren lassen (etwa 1 Stunde)

Trennkostzuordnung: Eiweißmahlzeit

Zubereitung Kürbismus

- Den Kürbis in einen Kochtopf stellen, mit Wasser bedecken und 5 Minuten köcheln lassen, abtropfen
- Das Kerngehäuse entfernen
- Das Kürbisfleisch würfeln und in der Sahne auf kleinster Flamme sehr weich köcheln, pürieren
- Würzen mit Gemüseconsommé und Pfeffer

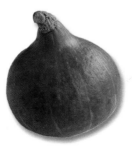
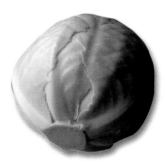

Wirsing mit Meerrettich-Frikassee
dazu Selleriepüree, Blumenkohlpüree, Brokkolipüree

Zutaten

100 g Soja-Ragout

1 kleiner Wirsingkohl

250 g Champignons

2 mittelgroße Zwiebeln

3 EL Crème fraîche

1/4 l Gemüsebrühe

60 g Butterschmalz (z.B. Brabu)

20 g Butter

2 gehäufte TL Meerrettich (aus dem Glas)

Sojasoße

Muskat

Gemüseconsommé

weißer Pfeffer aus der Mühle

Trennkostzuordnung: Eiweißmahlzeit

Zubereitung

- Den Wirsingkohl in Streifen schneiden, würzen mit Pfeffer, Muskat und Gemüseconsommé
- Auf kleinster Flamme in 1/2 Tasse Wasser gar dünsten

- Das Soja-Ragout mit 200 ml kochend heißem Wasser übergießen, 20 Minuten quellen lassen und abtropfen
- In 30 g Butterschmalz von allen Seiten anbraten
- Die Zwiebeln fein würfeln und in 10 g Butterschmalz goldbraun braten
- Die Champignons in Scheiben schneiden und in 20 g Butterschmalz anbraten
- Soja-Ragout mit den Zwiebeln und Champignons mischen, die Brühe und Crème fraîche dazugeben, würzen mit Sojasoße, Pfeffer, Gemüseconsommé und dem Meerrettich
- Bei kleinster Flamme 15 Minuten köcheln lassen

Püree Dreierlei

Zutaten Pürees

300 g Sellerieknollen

300 g Blumenkohl

300 g Brokkoli

90 ml süße Sahne

Muskat

Gemüseconsommé

weißer Pfeffer aus der Mühle

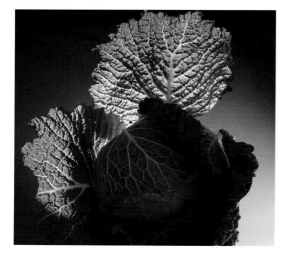

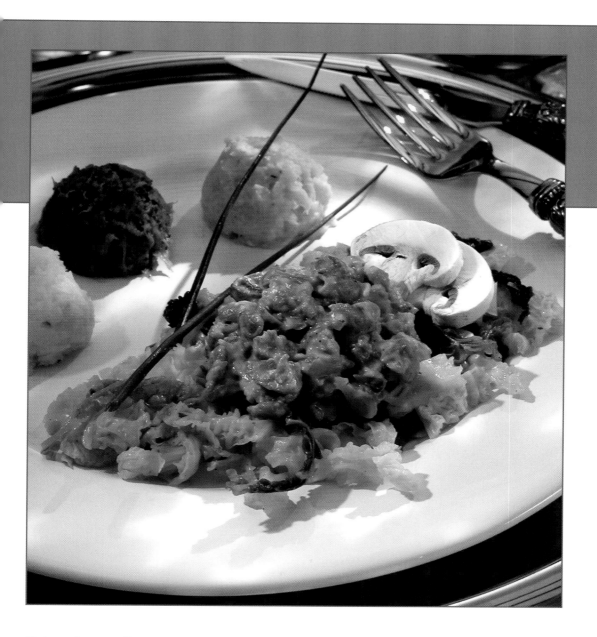

Zubereitung Pürees

- Den Sellerie in kleine Würfel teilen und in 1/4 Tasse Wasser auf kleinster Flamme sehr weich kochen, abtropfen
- Mit dem Küchenstampfer pürieren und 30 ml Sahne zugeben
- Würzen mit Gemüseconsommé und Pfeffer

- Den Blumenkohl in Röschen teilen und in 1/4 Tasse Wasser auf kleinster Flamme sehr weich kochen, abtropfen

- Mit dem Küchenstampfer pürieren und 30 ml Sahne zugeben
- Würzen mit Muskat und Gemüseconsommé

- Den Brokkoli in 1/4 Tasse Wasser auf kleinster Flamme sehr weich kochen, abtropfen
- Mit dem Küchenstampfer pürieren und 30 ml Sahne zugeben
- Würzen mit Muskat und Gemüseconsommé

Desserts
Fein, gesund, köstlich

Joghurt mit Zimt, Birnendicksaft und Walnuss

Zutaten

2 Becher Joghurt (340 g)

2 1/2 gehäufte EL Walnüsse

1 EL Birnendicksaft

2 gestrichene TL Zimt

Trennkostzuordnung: Eiweißmahlzeit

Zubereitung

* Die Walnüsse grob hacken
* 2 EL Walnüsse und alle anderen Zutaten vermischen
* In schöne Gläser füllen
* Mit den restlichen Nüssen bestreuen

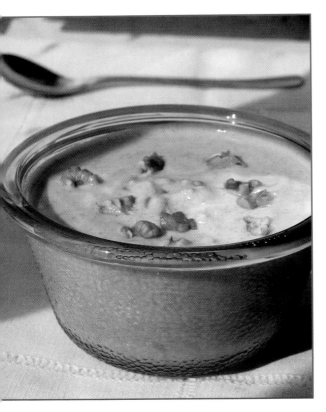

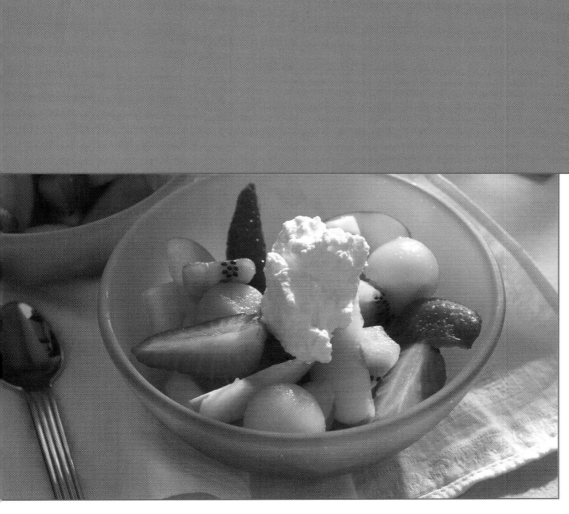

Obstsalat mit Calvados und Birnendicksaft

Zutaten

500 g verschiedene Früchte der Saison

2 EL Birnendicksaft

1 kleines Schnapsglas Calvados

1/2 l süße Sahne

1 Vanilleschote

Trennkostzuordnung: Eiweißmahlzeit

Zubereitung

- Das Obst in mundgerechte Stücke teilen
- Süßen mit 1 EL Birnendicksaft
- Den Calvados untermischen
- Die Sahne mit dem restlichen Birnendicksaft süßen und sehr steif schlagen. Das Innere der Vanilleschote unterrühren
- Obstsalat in Schälchen füllen und mit einem Sahnehäubchen versehen

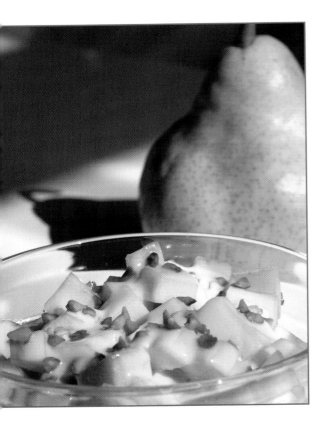

Joghurt mit Birne, Pistazien und Zimt

Zutaten

1 Becher Joghurt (170 g)

2 reife Birnen

2 gehäufte EL geschälte Pistazien

2 EL Birnendicksaft

Trennkostzuordnung: Eiweißmahlzeit

Zubereitung

- Die Birnen schälen und würfeln, mit 1 EL Birnendicksaft vermischen
- Den Joghurt mit 2/3 der Pistazien und 1 EL Birnendicksaft verrühren
- Den Joghurt über die Birnen gießen und mit den restlichen Pistazien bestreuen

Sahne-Joghurt-Eis

Zutaten

1/8 l süße Sahne

2 Becher Joghurt (340 g)

1 leicht gehäuften EL Kakaopulver

1 EL Honig oder Reismalz

1 gehäuften EL gehackte Haselnüsse

1 gehäuften EL geröstete, gehackte Mandeln

das Innere einer Vanilleschote

Trennkostzuordnung: Kohlenhydratmahlzeit

Zubereitung

- Alle Zutaten miteinander verrühren
- In den Eisbereiter füllen oder in einer Kunststoff-schüssel in die Tiefkühltruhe stellen, das Eis alle 15 Minuten mit dem Schneebesen umrühren

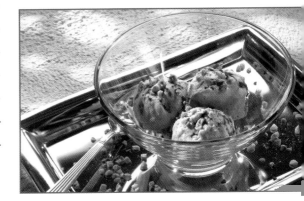

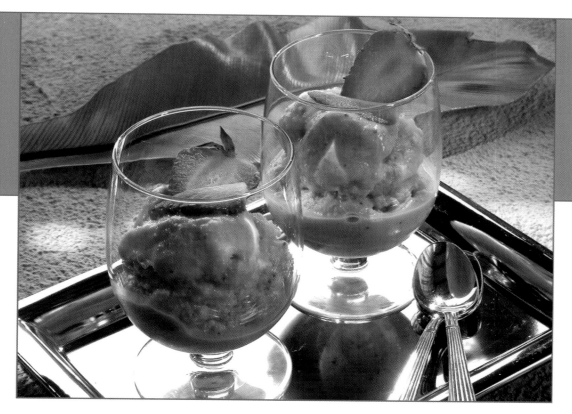

Joghurt-Früchte-Sorbets

Zutaten

300 g Joghurt

300 g reife Erdbeeren

Trennkostzuordnung: Eiweißmahlzeit

Zubereitung

- Die Erdbeeren mit dem Pürierstab
  zu Mus verarbeiten
- Mit dem Joghurt verrühren
- Einfrieren. Währenddessen öfter umrühren
- Wenn die Masse fast gefroren ist, in Gläser füllen
  und gleich servieren

Varianten:

Statt Erdbeeren können auch Himbeeren, Ananas,
Kirschen oder Mangos genommen werden.

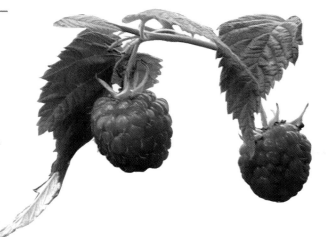

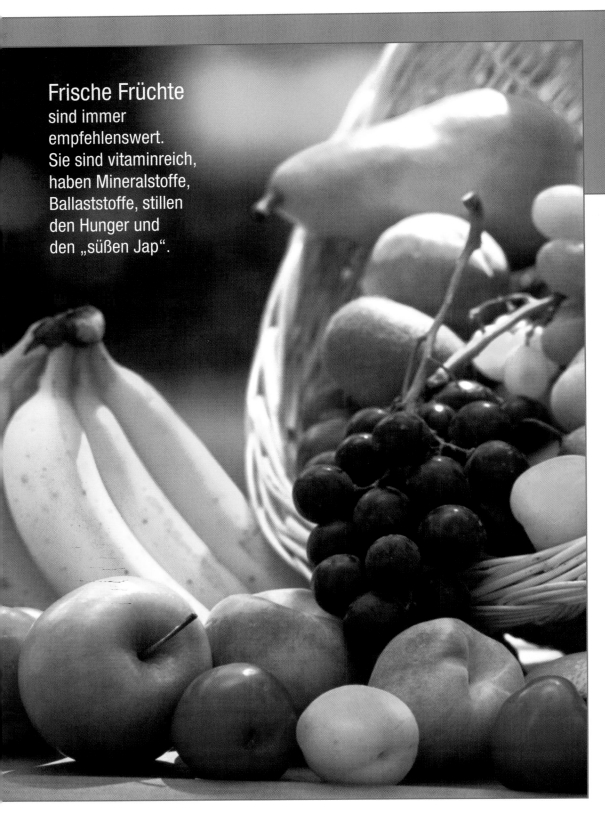

Frische Früchte
sind immer
empfehlenswert.
Sie sind vitaminreich,
haben Mineralstoffe,
Ballaststoffe, stillen
den Hunger und
den „süßen Jap".

Gebratenes Obst

Zutaten

Dazu eignen sich Birnen, Äpfel, Ananas, Pflaumen oder Mangos

Butterschmalz (z.B. Brabu)

Trennkostzuordnung: Eiweißmahlzeit

Zubereitung

* Das entsprechende Obst wird in fingerdicke Scheiben geschnitten
* Von beiden Seiten leicht salzen (dadurch wird die Eigensüße der Frucht intensiviert)
* In wenig Butterschmalz erst auf großer, dann auf kleiner Flamme goldbraun braten

Bratobst gelingt auch auf dem Grill.

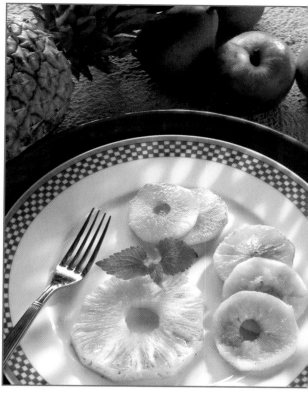

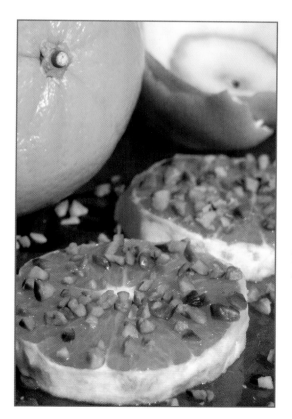

Orangenscheiben mit Pistazien bestreut

Eine besondere Delikatesse sind gebratene Orangenscheiben.
Dazu werden die Orangen geschält, in 1 cm dicke Scheiben geschnitten und von beiden Seiten rasch in heißem Butterschmalz gebraten.
Pistazien werden zum Servieren über die Scheiben gestreut.

Trennkostzuordnung: Eiweißmahlzeit

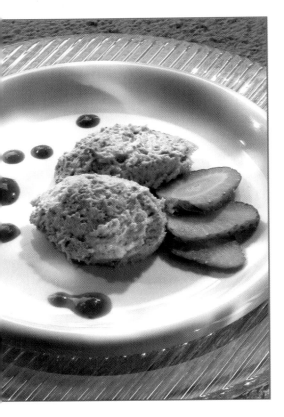

Obstmousse

Zutaten

200 g Erdbeeren

3 Blatt Gelatine

100 ml süße Sahne

Trennkostzuordnung: Eiweißmahlzeit

Zubereitung
- Die Gelatineblätter in kaltem Wasser einweichen
- Die Erdbeeren mit dem Küchenstab pürieren, etwas Saft auffangen
- Die Gelatineblätter ausdrücken und mit dem Erdbeersaft zum Kochen bringen
- Wenn die Gelatine beginnt zu gelieren, unter das Erdbeermus mischen
- Die steif geschlagene Sahne unterheben
- In Förmchen füllen, kühl stellen und stürzen oder in Schüssel kühl stellen und mit Portionierer Bällchen formen

Honigmelone mit rohem Schinken

Zutaten

1 reife Honigmelone, gut gekühlt

200 g hauchdünn geschnittener, magerer, roher Schinken

Trennkostzuordnung: Neutrale Mahlzeit

Zubereitung
- Melone in Spalten schneiden und mit den Schinkenscheiben dekorieren

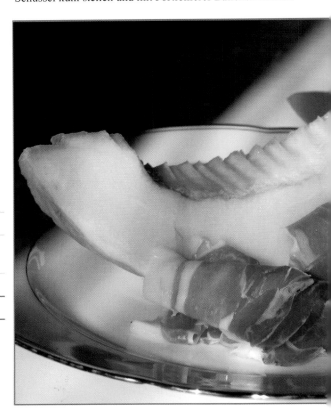

Birnenspalten in Birnengeist mit gerösteten Pinienkernen

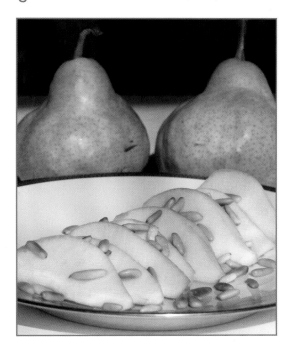

Zutaten

2 große reife Birnen

2 EL Pinienkerne

2 cl Birnengeist

1 EL Birnendicksaft

Trennkostzuordnung: Eiweißmahlzeit

Zubereitung

- Birnengeist und Birnendicksaft verrühren
- Pinienkerne ohne Fett kurz in der Pfanne rösten
- Die Birnen rasch schälen, in Spalten teilen und sofort in dem Birnengeist wenden
- Zum Servieren mit den Pinienkernen bestreuen

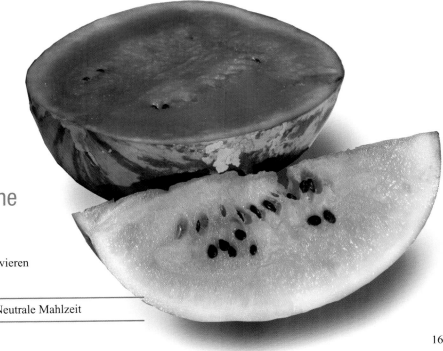

Wassermelone

1 Wassermelone
gut gekühlt und in
Spalten geschnitten servieren

Trennkostzuordnung: Neutrale Mahlzeit

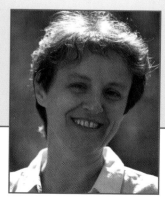

Hildegard Kita,
Kräuterfrau

Das
Verjüngungsprogramm
mit
Dr. Garten

Hallo liebe Leserin, lieber Leser,

lesen sich die Beipackzettel von „modernen Medikamenten" für dich auch wie Horrorkrimis?
Ich bin immer wieder bass erstaunt, dass die Verbraucher so erschreckend viele Nebenwirkungen in Kauf nehmen, wenn sie von ihrem Arzt zur Bekämpfung diverser leichter oder chronischer Erkrankungen entsprechende Medizin verordnet bekommen.
Keineswegs will ich hier die verdienstvolle Arbeit von tüchtigen Wissenschaftlern herabsetzen. Gewiss kann eine ganze Reihe von Medikamenten für bestimmte Krankheitsbilder ein reiner Segen sein.

Dabei steht außer Frage, dass sich bei naturgemäßer Lebensweise der größte Teil genau dieser Zivilisationskrankheiten vermeiden ließe.

Dazu gehört die Vorbeugung. „Prävention" heißt heutzutage das geflügelte Wort, das allerdings von einigermaßen gesunden Leuten nicht recht ernst genommen wird.
Dabei ist sie mit Hilfe der Kräuterheilkunde sehr erfolgreich zu betreiben.
Aber auch im Fall einer akuten Erkrankung wachsen im Garten, auf dem Feld und an Wegesrändern hochwirksame Pflanzen, die nach meinen Erfahrungen äußerst effiziente Heilerfolge ermöglichen.

„Für jedes Leiden ist ein Kräutlein gewachsen"

Die Aussage dieses Spruches ist heute so aktuell wie nie zuvor. Viele Heilpflanzen stehen den meisten Medikamenten in ihrer Wirksamkeit um nichts nach. Im Gegensatz zu ihnen sind sie jedoch bei vorgeschriebenem Gebrauch vollkommen ohne Nebenwirkungen und noch dazu ausgesprochen preiswert.
Bei Interesse können die meisten dieser „Tee-Drogen" selbst gepflückt werden und sind dann sogar zum Nulltarif erhältlich.
Gesundheit erlangen – sie für immer bewahren und den Organismus sowie das Aussehen verjüngen, das sind Ziele, die mit Hilfe von Heilkräutern erreicht werden können.
Aber auch Obst, Gemüse, Salat und Gewürze haben bestimmte Heilwirkungen, die man sich sehr gezielt zunutze machen kann.

Schöpfe aus dem reichen Angebot der Natur.
Ich werde dir dabei mit Freude assistieren.

Deine

Hildegard Kita

170

Kräuter
sind meine Passion

Bis zum heutigen Tage habe ich nicht aufgehört zu staunen über die Heilkraft von allem, was da draußen in der Natur wächst.

Dabei ist mir mein Kräuterwissen keineswegs in die Wiege gelegt worden. Keine meiner Vorfahren war eine geheimnisvolle Kräuterkundige und hat mich durch magische Rituale eingeweiht in ihre streng gehüteten, von Generation zu Generation weitergegebenen Heilrezepte.

Vor meinem 19. Lebensjahr ahnte ich nicht einmal, dass es außer Kamillentee, mit dem man damals entzündete Augen auswusch, und Pfefferminztee, den meine Mutter zum Abendbrot in die Tassen goss, noch andere nützliche Kräuter gab.

Früh schon heiratete ich und bekam rasch hintereinander meine drei Kinder.

Tief beseelt war ich von dem Gedanken, sie natürlich aufzuziehen und – bei Alltagsbeschwerden die ganze Familie mit natürlichen Mitteln selbst zu behandeln.

Wir bezogen ein Hexenhäuschen ohne Komfort und führten ein gänzlich bescheidenes Leben.

Eifrig begann ich, Freundschaft zu schließen mit jeder Pflanze, die auf meinem Grundstück wuchs. Mein Forschungsdrang erstreckte sich dann auf die benachbarten Wiesen und Felder und die Waldstücke meiner Umgebung, denn wir wohnten in Alleinlage.

Bald konnte ich viele der Pflanzen bestimmen, die es hier gibt. Und das sind nicht

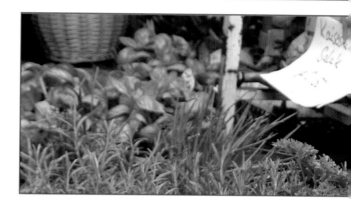
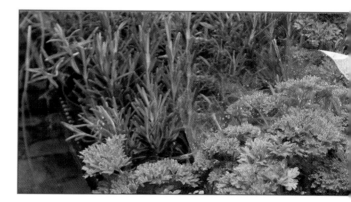
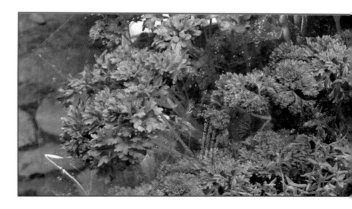

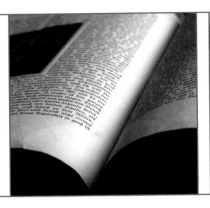
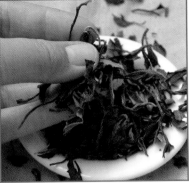
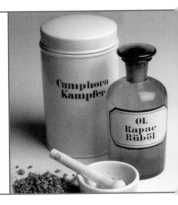

wenige. Schließlich lebte ich und lebe noch immer im Naturpark Hoher Vogelsberg. Hier gibt es noch Gewächse, die nirgendwo anders mehr zu finden sind und die hier auf den Wiesen unter Naturschutz stehen.

Meine ersten Heilerfahrungen mit Wildkräutern machte ich also mit meiner Familie. Dazu probierte ich überlieferte Rezepte aus, die ich auf dem Dachboden meiner Eltern fand.
Bald verfügte ich über eine ansehnliche Bibliothek von Kräuterbüchern. Viele davon hatte ich auf Flohmärkten oder in Antiquariaten entdeckt. Und nette Leute, die von meinem Hobby hörten, schenkten mir die alten Hefte ihrer Großmütter. Manchmal waren die Büchlein ganz einfach, uralt, abgegriffen oder mit Notizen versehen.
Sorgsam hütete ich meine Schätze und wandte die Ratschläge, die ich herauslas, eifrig an.
Meine Freundinnen und ihre Familien profitierten nun ebenfalls von meinem neu erworbenen Wissen.

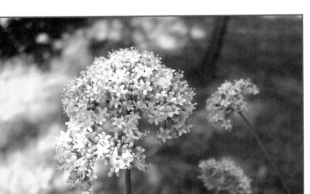

Bald kamen auch Bewohner meines Dorfes und Verwandte oder Bekannte aus den Nachbardörfern und holten sich meinen Rat. Oftmals ging es um kleine Beschwerden, für die ein Tee, ein Umschlag, eine Tinktur schon ausreichte, um Linderung zu bringen.
Manchmal aber kam auch ein Hilfesuchender, der angab, dass ihm der Arzt nicht mehr helfen könne. Gemeinsam blätterten wir dann in meinen Büchern und ließen uns von ihnen beraten.

Ja, und gar nicht so selten bot die Kräuterkunde dann doch noch Erleichterung und Hilfe.

Spontan fällt mir dazu ein, dass ein Bekannter, der wegen seiner abgenutzten Knochen neue Kniegelenke erhalten sollte, sich auf meinen Rat hin mehrere Wochen lang Kohlblattauflagen gemacht hatte. Heute läuft er wieder wie ein Wiesel. Von Operation ist keine Rede mehr.
Oder eine Nachbarin, die immer wieder eine schwere Bronchitis erleiden musste. Dabei hustete sie sich jedes Mal fast die Seele aus

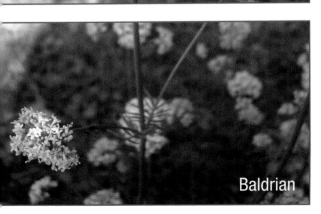

Baldrian

dem Leib. Erst Meerrettichauflagen auf Brust und Rücken ließ sie abhusten, und Thymian mit Spitzwegerich-Tee ermöglichte ihr rasche Heilung. Mit Echinacea dann kam die gute Frau wieder zu Kräften. Heute trinkt sie den Tee zur Vorbeugung und bleibt von Husten verschont. Erkältungen und Grippe lassen sich mit feuchten Wickeln und schweißtreibenden Tees bestens behandeln, das habe ich oft erprobt. Gegen Allergien helfen Tees, Tinkturen und Salben. Bei Energielosigkeit und ewiger Müdigkeit ist das beste Mittel die gründliche Entschlackung des Verdauungstrakts und eine Blutreinigung. Die überaus erfolgreichen Beispiele sind endlos fortzusetzen.

Und glaube mir – die Medikamente, die in der Natur wachsen, stehen in ihrer Wirkung vielen pharmazeutischen Mitteln um nichts nach.

Ich weiß es genau, schließlich habe ich so gut wie jedes Kraut und die meisten Rezepte schon ausprobiert, angewandt, weiterempfohlen.

Jeder kann sich in der großen Apotheke, die uns Menschen üppig zur Verfügung steht, frei bedienen.

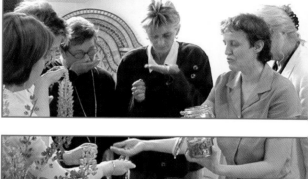

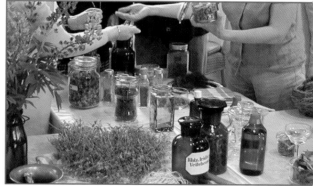

Öfter im Jahr veranstalte ich Kräuterwochenenden

Meine Kursteilnehmer gehen mit mir in die Natur. Viele erstmals mit offenen Augen für die Wunder, die überall am Wege wachsen. Gemeinsam bestimmen wir die wichtigsten Heilpflanzen.

Von jedem Spaziergang kehren wir voll beladen in unser Seminarhaus zurück. Würzkräuter werden gleich in der Küche abgegeben und in den vegetarischen Mahlzeiten verarbeitet.

Wie aber werden Tees getrocknet? Salben angerührt? Öle angesetzt? Tinkturen bereitet?

In unserer „Hexenküche" lernen die Hobby-Kräuterleute nun, wie einfach es ist, für sich und die Familie ihre Kräutermedizin selbst herzustellen.

Das kannst auch du!

Mit meiner Kräuterkunde lasse ich eine uralte Heiltradition wieder aufleben und fordere Interessenten auf, von der Weisheit der Natur zu profitieren.

Dabei stehe ich gerne Pate und gebe mein einfaches Wissen mit Liebe und Engagement weiter.

Pflanzenheilkunde?
Wie langweilig! Oder?

Schließlich giert der Mensch doch geradezu nach Hightech, möchte zu neuen Ufern aufbrechen und will Jungbrunnen für sich entdecken, die es noch niemals gab.

Und da soll man sich nach unscheinbaren Pflänzchen, nach winzigen Blütchen bücken, die ganz ohne unser Zutun bescheiden am Wegesrand blühen?

Gerade in diesen Zeiten verkündet die Gesundheits- und Schönheitsindustrie doch vollmundig die Entdeckung immer neuer sensationeller Substanzen, die das Besiegen vieler Krankheiten und vor allem die ewige Jugend versprechen.

Ich will hier keinesfalls die Leistungen der Wissenschaftler schmälern, die durch ihre Erkenntnisse der Menschheit große Dienste erwiesen haben. Dies oft nach jahrelanger mühevoller Forschungsarbeit.

Ja, es konnte ihnen sogar gelingen, den großen Seuchen wie Cholera, Pest, Kinderlähmung, Lungentuberkulose u.a. Paroli zu bieten und diese größtenteils auszumerzen.

Wahrlich Großes ist auf diesem Gebiet geleistet worden. Die Pharmaindustrie boomt demzufolge, und die Apotheken sind randvoll mit klinisch erprobten, mit Doppelblindstudien belegten Medikamenten. Für praktisch jedes Leiden gibt es zig Versionen davon.

Natürlich hat ein solcher Aufwand seine Preise.

Diese nämlich lassen die Kosten für unser Gesundheitswesen mächtig anschwellen. Derzeit sieht es sogar so aus, als würde Gesundheit für Otto Normalverbraucher in Bälde unbezahlbar.

Die andere Zahllast, die durch Medikamentenverbrauch auf uns zukommt, sind Nebenwirkungen. Heilwirkung bezahlen wir oftmals mit langfristigen Gesundheitsschäden.

Dabei wäre es überaus dringlich, den „modernen Krankheiten" mit preiswerten, aber wirkungsvollen und unschädlichen Medikamenten zu begegnen.

Hier und heute muss der Kampf geführt werden gegen die chronischen Erkrankungen, die scheinbar selbstverständlich zu einem langen Leben gehören.

Ist wirksame Hilfe in Sicht?

- Wo sind die wirkungsvollen Mittel gegen Diabetes, gegen Arteriosklerose mit den Folgen von Infarkten und Schlaganfällen?
- Wo ist das Medikament, das vor Thrombosen schützt, vor Allergien bewahrt und das Immunsystem stärkt?
- Was beugt dem vorzeitigen Altern des gesamten Körpersystems vor?
- Was regeneriert den Organismus mitsamt seiner Hülle, der Haut, sodass der Alterungsprozess aufgehalten werden kann?
- Was hilft uns schließlich wieder jünger zu werden, heil an Körper, Geist und Seele?
- Was reaktiviert verlorene Energie und verhilft zu jugendlicher Ausstrahlung?

Schau genau hin!

Du siehst viele Menschen, die sich alle Medikamente und die allerteuersten Cremes leisten können. Sie schlucken Unmengen von hoch dosierten Vitaminen und absolvieren aufwändige Kuren in schier unbezahlbaren Kliniken und Wellness-Centern.

Anti-Aging-Programme nämlich kosten ein Vermögen.

Die Hochglanz-Magazine sind voller Berichte und Bilder von den Schönen und Reichen, von Prominenten aus Wirtschaft, Politik und Kunst.

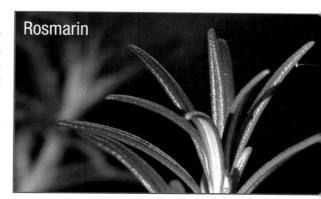

Rosmarin

Wie aber ist das mit dem Zahn der Zeit, nagt er weniger nachdrücklich an den Leuten, die sich Jung-Kuren leisten können?

Haben sie weniger Falten?

Sind sie wirkungsvoller geschützt vor Krankheiten als Normalsterbliche?

Sterben diese glücklicher, vielleicht erst im hohen Greisenalter?

Es sieht nicht so aus!

Betroffen stellen wir fest, dass Schönheitsköniginnen und Filmstars oftmals rapide altern. Unverständlich – sie können sich doch die kostbarsten Cremes leisten ...

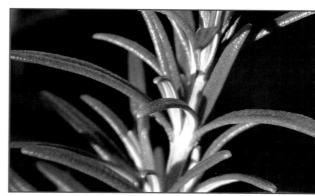

Und vital wirkende Menschen, die noch soeben in der Öffentlichkeit standen, erkranken schwer. Sie erleiden beispielsweise einen Schlaganfall und sterben unerwartet.

Oder viel bewunderte Prominente werden von der Alzheimerkrankheit eingeholt.

Aber hatten sie gegenüber den unbemittelten Bürgern nicht einen riesigen Vorteil?

Standen ihnen die Forschungslabors dieser Welt mit ihren spektakulären Erkenntnissen nicht zur Verfügung?

Wissenschaftler arbeiten doch wie wild an dem Alters-Gen. Ist es noch immer nicht zu überlisten? Auch nicht mit ganz viel Geld?

Nun, die Erfahrungen zeigen:
Reiche Leute altern genauso schnell wie arme.

In unseren Zivilisationsbereichen haben alle Bürger ziemlich die gleiche Chance, uralt zu werden. Die Gründe für ein kurzes Leben waren in früheren Zeiten eher in einer anhaltenden Mangelernährung zu finden. Zumeist gab es einfach nicht genug zu essen.

Mit der zum Teil schweren körperlichen Arbeit fand eine Auszehrung der körperlichen Kräfte statt. Die Armen waren früh gebeugt, hatten kaputte Gelenke, Gicht sowie Rheuma, weil sie feuchter Kälte ausgesetzt waren.

Heute aber hat der Mensch alles, was er zu einer optimalen Versorgung seiner Körpersysteme braucht. Er hat es selbst in der Hand, mit welcher Lebensqualität er dem Alter entgegengeht respektive wie er diesem ein Schnippchen schlägt.

Wenn der Mensch klug ist, lässt er sich von der Natur helfen.

Und glaube mir, die Natur hält alles bereit, was du zu einem gesunden und vitalen Leben brauchst. Da mögen noch so viele Forscher zugange sein, ihr die Geheimnisse abzuluchsen und sie chemisch nachzubilden. Die Natur aber ist nicht zu toppen.

Jede Erfindung ist immer nur ein Nachbau. Ähnliche Konstruktionen gibt es längst. Wo? Im Garten, auf dem Feld, im Wald, direkt vor deiner Tür!

Es ist an der Zeit, dass du wieder beginnst, der Natur zu vertrauen. Wie sagte schon ein volkstümliches Sprichwort: „Gegen jedes Leiden ist ein Kräutlein gewachsen!" Das trifft allerdings nur dann zu, wenn das Defizit, die Krankheit, die Störung natürlichen Ursprungs ist.

Wir neunmalklugen Menschenkinder allerdings haben uns völlig neue Probleme angelacht. Probleme, die die Natur gar nicht kennt und für die sie auch keine Medizin hat. Diese sind dem sonderbaren, der Natur entfremdeten Leben zu verdanken, das wir führen. Dazu gehören künstliche Nahrung, künstliches Licht, wenig Bewegung, Stress und Medikamente mit giftigen, oft nicht abzuschätzenden Nebenwirkungen, die in der Medizin milde mit „Spätfolgen" bezeichnet werden.

Wenn du dir aber helfen lassen willst von einer wirklich starken Medizin, von deren Wirkung ich mich oft und oft überzeugen durfte, dann will ich dir hier und heute davon eine Auswahl vorstellen.

Dafür habe ich für dich Kräuter ausgewählt, die dabei helfen, Alltagsbeschwerden zu überwinden, ohne dass du gleich zu chemischen „Hämmern" greifen musst.

Aber auch bei chronischen Erkrankungen lass dich auf dem Weg zur Heilung von Mitteln aus der „Apotheke Gottes", wie das meine berühmte, leider schon verstorbene Kollegin, die Kräuterfrau *Maria Treben* zu nennen pflegte, unterstützen.

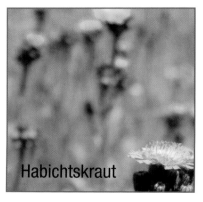
Habichtskraut

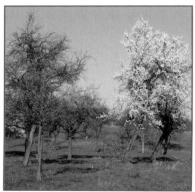

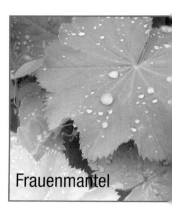
Frauenmantel

Besonders sorgsam lege ich dir allerdings spezielle Arzneikräuter ans Herz, die sich für die Regeneration eignen. Schließlich habe ich dir Jugend versprochen.

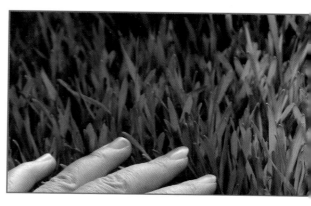

Du kannst deinem Körper sehr effizient dabei helfen, sich zu erneuern

- Fang mit deinem Immunsystem an
- Gleich danach bringe den Verdauungstrakt mit Magen und Darm in Ordnung
- Dann ist es wichtig, den Stoffwechsel zu aktivieren, damit die Versorgung der kleinsten Zellen gewährleistet ist. Damit straffst du auch das Bindegewebe, stärkst die Knochen, sorgst für elastische Gelenke
- Entzündungen müssen aus dem Körper getrieben werden
- Jetzt ist der Weg frei für eine bessere Durchblutung, eine klare Haut, glänzende Augen und schimmernde Haare
- Aber auch für deine Stimmung, deine gute Laune, lässt sich einiges tun

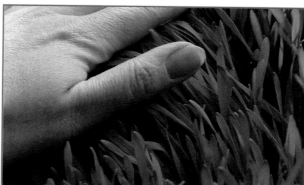

Den Lohn holst du dir ab, wenn du dann in den Spiegel schaust. Nach wenigen Wochen schon wirst du dich selbst anstrahlen und den jungen Menschen, der dich dann anblickt, kaum wieder erkennen.

Und das alles soll mit Kräutern zu erreichen sein? Und ob! Lass dich nicht blenden von teuren Präparaten. Die Natur hat das alles auch und oft mindestens so wirkungsvoll. Nur – bei ihr kostet das, wenn du dich kundig machst, keinen einzigen Cent.

Aber, und das ist die Bedingung für gutes Gelingen auf dem Weg
zur ganzheitlichen Heilung mit Kräutern:
- Mache eine ehrliche Bilanz, bevor du beginnst mit der „Runderneuerung"
- Wirf möglichst viel aus deinem Leben, was der Natur widerspricht
- Vermeide weitestgehend Umweltgifte und Lebensmittelzusatzstoffe
- Für deine Kleidung wähle weitgehend natürliche Stoffe
- Halte dich so oft wie möglich an frischer, unbelasteter Luft auf
- Denke optimistisch
- Und – gehe gelassen deinen Weg!

So vorbereitet, kannst du dich sehr schnell davon überzeugen,
dass die Wirkungen der Pflanzen, die du nun kennen lernst,
denen der chemischen Medikamente nicht selten überlegen sind

Die besondere Heilkraft der
Pflanzen-Inhaltsstoffe

Das Erstaunliche ist, dass nahezu jede Pflanze, jeder Baum oder Strauch über spezielle Heilkräfte verfügt.

Zumindest aber hat jedes Gewächs einen besonderen Nutzen für uns Menschen, genau so, als wäre die Natur darauf bedacht, uns auf jedem Schritt mit einem Geschenk zu begleiten.

Die meisten bekannten Heilpflanzen lassen sich jeweils bei mehr als einem Leiden anwenden.

Das hängt mit der Fülle von Inhaltsstoffen zusammen, die in jeder von ihnen oftmals gebündelt zu finden sind.

Auch wenn die wichtigsten davon zum Teil seit Jahrhunderten bekannt sind, konnte doch bisher nicht genau erforscht werden, worauf ihre spezielle Heilwirkung wirklich beruht.

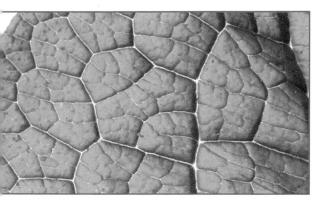

Die Pharmaindustrie, fieberhaft auf der Suche nach neuen Heilsubstanzen, isolierte dafür die einzelnen Wirkstoffe von Kräutern mit immer raffinierteren Methoden. Meistens blieben die Erfolge nur gering bis mittelmäßig.

Die Erklärung dafür ist, dass erst im Zusammenspiel *aller* in der Pflanze vorhandenen Stoffe optimale Heilung erfolgt.

Und genau dieses „Orchester" kann wohl nur die Schöpfung zusammenstellen.

Wir sehenden Menschen aber dürfen uns der kostbaren natürlichen Gaben, die vor unserer Tür wachsen, einfach bedienen.

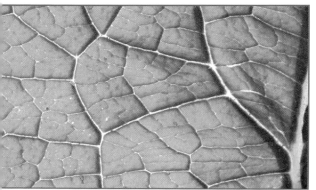

Und hier sind sie, die wirkungsvollen Inhaltsstoffe der Pflanzen, denen Gesundheit und Jugend zu verdanken ist. Aber bedenke, auch Heilpflanzen können giftig sein. Da heißt es dann wieder:

„Allein die Dosis macht's" *(Paracelsus)*

Die Heilkraft der Natur

Wirkstoffe	Heilwirkung	Enthalten beispielsweise in:
Alkaloide	stark auf das zentrale Nervensystem wirkende Pflanzenbasen, die fast alle hochgiftig sind. Eignen sich *nicht* zur Selbstanwendung	Herbstzeitlose und Schöllkraut (Cholchizin), Tollkirsche (Atropin), Kaffee und Tee (Koffein), Tabak (Nikotin), Mohn (Morphium)
Ätherische Öle	sind Duftstoffe aus aromatischen Pflanzen. Ihre Heilwirkung beruht auf „energetischen Botschaften", die über Nase und Haut in den Körper gelangen	lassen sich aus Blüten durch Destillation gewinnen
Enzyme	kommen in allen Pflanzenteilen vor. Wirken für alle Prozesse als „Beschleuniger". Stoffwechselvorgänge werden gesteuert	rohem, reifen Obst, v.a. in Erdbeeren, Ananas, Papaya, Mango sowie in Gemüse, Salat und Keimlingen
Gerbstoffe	können Kollagen binden, wirken reizmildernd, antimikrobide, sekretionshemmend und zusammenziehend	Tormentill Eichenrinde Birkenblättern
Glykoside	werden unter Enzymeinwirkung in Zucker verwandelt und in das therapeutisch wichtige „Aglykon" gespalten. Achtung, oft giftig!	Maiglöckchen, Fingerhut (herzwirksame Stoffe) Primelwurzel (schleimlösende Wirkung) Faulbaumrinde (abführende Stoffe) Lindenblüten (schweißtreibende Wirkung) Strophantus (herzschlagstärkend ohne das Organ zu strapazieren)
Harze	haben auflösende Wirkung in Atemwegen,	Nadelgewächsen (Terpene)
Mineralstoffe	kommen in der Pflanze vorwiegend als Salze vor. Das bekannteste ist die Kieselsäure. Haben Stützfunktion bei Skelett und Zähnen. Sind Puffersystem für Säure-Basen-Haushalt des Körpers	Ackerschachtelhalm, Lungenkraut Odermenning, Vogelknöterich Spitzwegerich, Brennnessel

Wirkstoffe	Heilwirkung	Enthalten beispielsweise in:
Pflanzen-farbstoffe	Die medizinische Wirkung ist sehr unterschiedlich. Chlorophyll besitzt antibakterielle Eigenschaften, Carotin verwandelt sich im menschlichen Körper in Vitamin A; Antocyan der Heidelbeere hilft, den Sehpurpur des menschlichen Auges zu regenerieren, gilt als Fänger der freien Radikale	Johannisbeeren, Preiselbeeren, Karotte, Kurkuma, Hagebutte, Paprika, Kürbis, Rosen, Kornblumen, Kirschen, Heidelbeeren, Aprikosen, allem grünblättrigen Gemüse, gekochten Hülsenfrüchten, Hafer
Hämaglutine	wirken auf das zentrale Nervensystem, in größeren Mengen giftig	Blausäure in rohen Hülsenfrüchten, Solanin in Kartoffeln
Phyto-hormone	Hormone sind Signalstoffe, die auch in geringer Konzentration den Stoffwechsel beeinflussen. Wahrscheinlich cholesterinsenkend, antikanzerogen (im Tierversuch bewiesen)	Soja, Rotklee, Hopfen, Traubensilberkerze, Brennnesselwurzel, Weidenröschenkraut, Kürbissamen, kaltgepressten Speiseölen
Phytonzide	sind in nahezu jeder Pflanze enthalten, sie haben eine hemmende Wirkung auf das Wachstum krankheitserregender Mikro-Organismen. Einsetzbar als natürliches Antibiotikum	Tomaten, Zwiebeln, Knoblauch, Meerrettich, Zitronen, Hopfen Johanniskraut, Bärlauch, Weintrauben
Saponine	beeinflussen die Östrogenproduktion. Stressabschirmend und leistungssteigernd	Efeublätter, Primelwurzel, Süßholzwurzel, Ginsengwurzel, Kürbissamen, Brennnesselwurzel, Weidenröschenkraut, Rosskastaniensamen
Schleime	Reizmilderung, reizmildernde Wirkung der Schleimhäute bei Entzündungen, hustenstillend, bei Reizzuständen im Rachen, wirkt auch abführend	Malve, Eibisch, Leinsamen, Isländischem Moos, Johannisbeeren

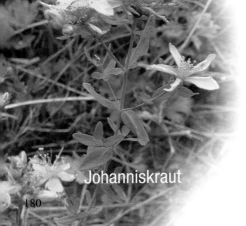

Johanniskraut

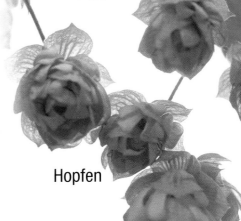

Hopfen

Gesundheitliche Schwachpunkte
hat fast jeder

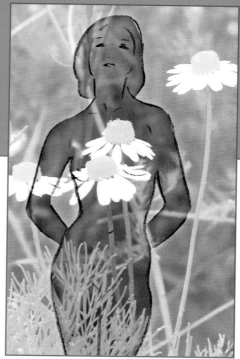

Bei Alltagsproblemen muss nicht immer gleich zu schweren Geschützen gegriffen werden.

Vor unserer Tür wächst genau das Kraut, das bei vielen Beschwerden oftmals überraschend schnelle Hilfe bringen kann. Auch vorbeugende Kuren sind angebracht, wenn man um seine speziellen Funktionsschwächen weiß. So darf damit gerechnet werden, dass gezielt bestimmte Organe und Systeme gestärkt werden und es gar nicht erst zu Krankheiten kommt oder, wenn sie sich schon manifestiert haben, diese eine mildere Verlaufsform haben als bisher gewohnt.

Hier sind sie, die wichtigsten Heilmittel aus dem Kräutergarten oder der Hausapotheke bei so genannten Alltagsbeschwerden:

Die Heilkraft der Natur

Heilkraut	Wirkung	Rezept	Anwendung
Kohl	hat eine einzigartige Heilwirkung bei Entzündungen (z.B. der Gelenke), Reizungen der Magen- und Darmschleimhäute, Wunden, Irritationen	*Auflagen:* Jeweils 3 frische Blätter werden vom Strunk befreit, mit Backrolle oder Flasche weich gewalkt und auf die betroffenen Stellen gebunden	Ggf. nur nachts tragen, täglich wechseln
		Saft: wird aus Kohlstücken im Entsafter hergestellt	Täglich 1–2 große Gläser 2–3 Wochen als Kur oder gelegentlich morgens trinken
		Gemüse: nicht zu weich kochen	Als Suppe ggf. mit Gemüseconsommé 2–3 Wochen als Kur

Heilkraut	Wirkung	Rezept	Anwendung
Thymian	hilft bei Husten (Abhusten), stärkt Lunge und Bronchien. Regeneriert nach Grippe und Erkältungskrankheiten	*Tee:* 1 gehäuften TL Thymian mit 150 ml kochendem Wasser überbrühen, 3 Minuten ziehen lassen, durchsieben	Vorbeugend oder während der Hustenzeit täglich 3–5 Tassen heiß in kleinen Schlucken trinken. Auch Inhalation
		Thymianvollbad: 100 g Thymian überbrühen mit 2 l kochendem Wasser, 10 Minuten ziehen lassen, durchsieben, ins Badewasser gießen	2 Bäder pro Woche, Dampf tief einatmen
		Thymianöl: 1 Hand Kraut vor der Blüte in 250 ml Olivenöl absetzen, 2 Wochen in der Sonne ziehen lassen, abfiltern	Brust und Rücken, auch Stirn- und Nasenbereich einreiben
Meerrettich	löst bei frischer Bronchitis den Husten extrem gut	*Auflagen:* frisch geriebenen Meerrettich (zur Not aus dem Glas)	auf die Brustregion auftragen, mit Plastikfolie bedecken. 10 Minuten zugedeckt wirken lassen, warm abwaschen. Die gleiche Prozedur am Rücken zwischen den Schulterblättern. Danach warm zudecken und schlafen
Weißdorn	stärkt das Herz, unterstützt den Kreislauf	*Tee:* 2 TL Weißdornblüten mit 1/4 l kochendem Wasser überbrühen, 3 Minuten ziehen lassen, durchsieben	2 Tassen pro Tag trinken
Löwenzahn-wurzel	für Magen-, Leber-, Gallebeschwerden. Wirkt heilend, aber auch anregend	*Tee:* 1 gehäuften TL Wurzeln über Nacht in 1/4 l Wasser kalt ansetzen, am nächsten Tag bis zum Kochen erhitzen und durchsieben	Diese Menge 1/2 Stunde vor und 1/2 Stunde nach dem Frühstück, schluckweise verteilt, trinken

Heilkraut	Wirkung	Rezept	Anwendung
Zinnkraut (oder Acker-schachtel-halm)	kräftigt Lungengewebe und Bronchien. Auch bei beginnender Lungenentzündung	*Tee:* 1–2 TL Zinnkraut mit 1/4 l kochendem Wasser überbrühen, abdecken und nach 3 Minuten durchsie-ben	3 Tassen täglich trinken, kurmäßig 4–6 Wochen
Kalmus	hilft dem Darm, hilft bei Gallensteinen und bei Gewichtsreduktion	*Tee-Kaltaufguss:* Der Kalmuswurzeltee wird nur durch Kaltansatz herge-stellt. Dazu 1 gestrichenen TL Kalmuswurzel in 1/4 l Wasser über Nacht ansetzen. Morgens durchsieben und leicht anwärmen	Vor der Anwendung wird der Tee im Wasserbad erwärmt. Vor jeder Mahlzeit 2 Schlucke davon nehmen
Brunnen-kresse	hilft der Blase und den Harnwegen bei Infektionen	*Frischpflanze:* im Salat oder auf Butterbrot, Käsebrot und auf Salate	Kurmäßig 3 Wochen lang täglich frisch essen, ansonsten öfter mal servieren

Entschlackung
ist der erste Schritt

Bevor ein Haus renoviert werden kann, bedarf es der gründlichen Reinigung.
Genauso wollen wir es auch mit dem Körper halten. Alle möglichen Schlacken und Ablagerungen werden entfernt, und der Stoffwechsel in den Zellen sowie die Verdauung kommen wieder so richtig in Schwung.

Dazu eignet sich hervorragend eine Kräuterkur. Ich stelle dir hier eine Auswahl vor:

Die Heilkraft der Natur

Heilkraut	Wirkung	Rezept	Anwendung
Brennnessel	Sie entsäuert das Gewebe. Die Nieren werden durchspült	*Tee:* je 1 gehäuften TL getrocknete Blätter und Wurzeln mit 1/2 l kochendem Wasser überbrühen, 3 Min. ziehen lassen, durchsieben	Kurmäßig 5 Tassen täglich 3 Wochen lang, sonst 1 Tasse pro Tag oder jeden 2. Tag
		Frisch: Junge Blätter in Salat oder als Gemüse	So oft es geht servieren
		Frischpflanzensaft: Frische Brennnessel (junge Pflanzen oder oberen Teil der Pflanzen) waschen, ungetrocknet in Entsafter auspressen	Kurmäßig 3-mal täglich 1 Tasse 3 Wochen lang, sonst gelegentlich 1 Tasse
Zinnkraut (oder Ackerschachtelhalm)	dient der Nierenentgiftung	*Tee:* 1–2 TL Zinnkraut mit 1/4 l kochendem Wasser überbrühen, 3 Minuten ziehen lassen, durchsieben	Kurmäßig 3 Tassen täglich 4-6 Wochen lang, sonst jeden 2. Tag 1 Tasse
Labkraut	entstaut das Lymphsystem	*Tee:* 1 gehäuften TL mit 1/4 l kochendem Wasser überbrühen, 3 Minuten ziehen lassen, durchsieben	Morgens und abends je 1 Tasse Kurmäßig: 6 Wochen, 3 Tassen pro Tag

Heilkraut	Wirkung	Rezept	Anwendung
Bärlauch	Schwermetall-entgiftung	***Tinktur zum Einnehmen:*** 1 Glas mit weitem Hals locker mit frischen, zerkleinerten Blättern (gut abgetrocknet) füllen, mit 70%igem Alkohol bedecken, 2–3 Wochen geschlossen an sonnigem Ort ziehen lassen	10 Tropfen in 1 Glas Wasser Kurmäßig: 3 Wochen, je 1 Glas morgens und abends
		Frischpflanze: Frische junge Blätter in Salat oder als Spinat mit Brennnessel vermischt	So oft es der Speiseplan erlaubt
Koriander	Verdauungs-förderung	***Frische Blätter:*** klein gehackt wie Petersilie in Suppen o.a	So oft es passt
		Gewürz: in Brot u. anderem Gebäck	So oft es passt
Birken-blätter	Gewebe-entsäuerung, gegen Rheuma spülen Nieren und Harnwege	***Tee:*** 1 leicht gehäuften EL Birkenblätter mit 1/2 l kochendem Wasser überbrühen, 3 Minuten ziehen lassen, durchsieben	2 bis 3 Tassen täglich Kurmäßig: max. 3 Wochen
		Badezusatz: Absud bereiten aus 3 Hand voll frischen Birkenblättern oder 2 Hand voll getrockneten Blättern und 2 l kochendem Wasser, 10 Minuten ziehen lassen, durchsieben, ins Badewasser gießen	1 Bad pro Woche, auch außerhalb der Kuranwendung
Löwenzahn	regt Produktion von Gallensaft an und ist Reinigungs-kur für Leber und Magen	***Blätter-Tee:*** 2 TL getrocknete Blätter mit 1 Tasse kochendem Wasser überbrühen, 10 Minuten ziehen lassen, durchsieben	1–2 Tassen pro Tag Kurmäßig: Frühjahrskur 6 Wochen lang je 2 Tassen
		Blüten-Tee: Von den großen Blüten die Blütenblätter abzupfen, eine Hand voll davon mit kochendem Wasser überbrühen, 10 Minuten ziehen lassen, durchsieben	Gelegentlich zur Verdauungsanregung (auch für Mischtees geeignet)
		Wurzel-Absud: 1 gehäuften TL getrocknete, geschnittene Wurzeln über Nacht in 1/4 l kaltem Wasser ziehen lassen, dann erhitzen und aufkochen lassen, durchsieben	2 Schlucke warm je 30 Min. vor u. nach dem Frühstück trinken als Magenmittel u. Verdauungshilfe Kurmäßig: Herbstkur bis zu 6 Wochen

Regeneration
für den ganzen
Organismus

Und das ist nichts anderes als Erneuerung, also Verjüngung.

Auch dafür gibt es in der Apotheke der Natur eine ganze Reihe von hochwirksamen Kräutern. Durch ihre Inhaltsstoffe können sie erstaunliche Wirkungen erzielen. Die Voraussetzung ist die regelmäßige Anwendung und – ein wenig Geduld.

Die Heilkraft der Natur

Heilkraut	Wirkung	Rezept	Anwendung
Brunnenkresse	ist überaus mineralstoffreich und wirkt aufbauend im gesamten Organismus	*Frischpflanze:* Im Salat oder auf Butterbrot und Käsebrot. Es eignet sich Gartenkresse und Kapuzinerkresse. Die Blätter werden generell frisch verzehrt	So oft es geht servieren
Rotklee	Pflanzenhormone regen Produktion in Geschlechtsdrüsen an, krampflösend, tonisierend	*Tee:* 1 halbe Hand voll Blütenköpfe mit 1/2 l Wasser überbrühen, 5 Minuten ziehen lassen, abseihen	2- bis 3-mal täglich davon trinken
		Tinktur: innerlich und äußerlich Blüten in 50%igem Alkohol 2 Wochen ansetzen, abseihen	Innerlich: 5 Tropfen auf 1 EL Wasser, 2-mal täglich Äußerlich: mit verdünnter Tinktur einreiben

Heilkraut	Wirkung	Rezept	Anwendung
Salbei	regt Drüsensystem an, gilt als Jungbrunnen	***Tee:*** 1 TL Salbeikräuter mit 1/4 l Wasser 3 Min. leicht kochen, durchsieben	2-mal täglich 1 Tasse trinken Auch dauerhaft anwendbar
		Gewürz: passt zu vielen Gerichten	Wenn die Rezeptur es erlaubt
Brennnessel	Pflanzenhormone regen Produktion in Geschlechtsdrüsen an, unterstützen Kurzzeitgedächtnis, wirken gegen Hirnalterung	***Frischsaft:*** Dazu wird die ganze Pflanze in einen Entsafter gegeben	Als Kur 3 Wochen lang 3-mal täglich 1 Tasse, sonst alle 2 Tage 1 Tasse
		Tee: 5 EL Blätter mit 1 l kochendem Wasser überbrühen, 3 Minuten ziehen lassen, durchsieben	Mehrere Tassen am Tag trinken
		Salat und Gemüse: Dazu eignen sich junge Blätter. Gemüse wird wie Spinat zubereitet	Regelmäßige Mahlzeiten mit Brennnesseln wirken wie eine Entgiftungs- und Entschlackungskur
Johanniskraut	erhellt die Psyche, stärkt die Immunabwehr	***Tee:*** 1 EL Blüten mit 1/2 l kochendem Wasser überbrühen, 5 Minuten ziehen lassen, durchsieben	Kurmäßig: 3-mal täglich 1 Tasse in kleinen Schlucken heiß trinken

Eine schöne Haut
ist das Ergebnis guter Pflege

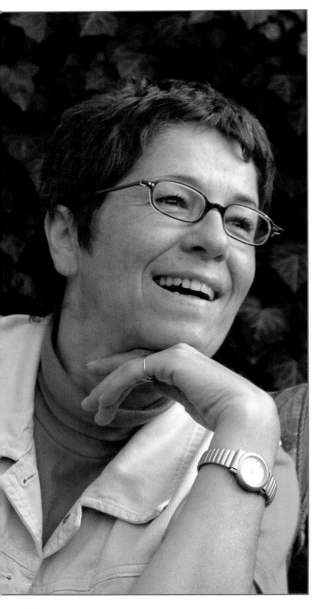

Zugegeben, in allererster Linie sind es die Gene, die das Hautbild bestimmen. Sie entscheiden, ob die Poren fein sind oder grob und zu Mitessern neigen.

So gibt es beneidenswerte Menschen, die über ein strahlend frisches Aussehen verfügen und wirken, als kämen sie geradewegs aus der Sommer- oder Winterfrische. Aber auch die Neigung zu früher Faltenbildung scheint vorbestimmt zu sein. Anders ist es nicht zu erklären, dass einige Mitbürger bis ins hohe Alter eine straffe und glatte Haut haben, während andere trotz gesunder Lebensführung Furchen, Riefen und hängende Gesichtszüge nicht vermeiden können. Diese Betroffenen sind mit Gegebenheiten belastet, die sich nicht wirklich verändern, jedoch optisch deutlich verbessern lassen. Immer aber kann man Alterungsprozesse verzögern, und gutes Aussehen lässt sich überaus positiv entwickeln.

Die Haut ist ein Organ. Durch richtige Versorgung und eine intelligente Pflege lässt sie sich regenerieren wie jedes andere Körpersystem auch.

Dazu bedarf es keiner sündhaft teuren Cremes und komplizierten Maßnahmen.
Wichtig alleine ist ein gutes Konzept und seine tägliche Anwendung.
Die Ziele sind:
- **ein klares und sauberes Hautbild**
- **eine frische, schöne Gesichtsfarbe**
- **eine zarte, samtige Hautoberfläche**
- **die Verringerung der Faltentiefe**

Nach wenigen Tagen konsequenter Pflege sind bereits die ersten deutlichen Ergebnisse sichtbar.

Meine natürlichen Schönheitstipps

- Die wichtigste Voraussetzung für eine gute Hautfunktion ist eine abwechslungsreiche, basenüberschüssige Ernährung, wie sie in diesem Buch beschrieben ist
- Eine ausreichende Trinkmenge gewährleistet den Abtransport von Giftstoffen auch durch die Hautporen
- Entschlackungskuren, wie in diesem Buch beschrieben, forcieren die Entgiftungsprozesse
- Saunagänge unterstützen durch Extremreize die Entgiftung des Körpers und stärken den Kreislauf
- Aufenthalt und Bewegung an frischer Luft bei jedem Wetter versorgt den Organismus mit Sauerstoff und regt die Durchblutung der Haut an, stimuliert also die Stoffwechselprozesse
- Kompressen, mit Ausreinigungen und Pflegepackungen verbunden, regenerieren die Haut
- Wahl einer Kosmetikserie, die aus natürlichen Zutaten besteht und wenig Zusatzstoffe enthält, gewährleistet die nachhaltige Pflege

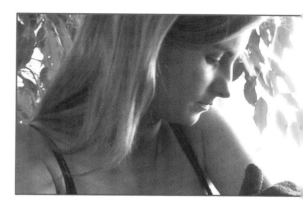

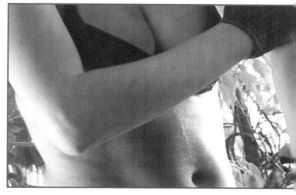

Reinigung der Haut

Für eine wirkungsvolle Pflege ist eine gründliche Reinigung der Haut Voraussetzung. Dafür bietet dir die Natur einfache Möglichkeiten.

A

Für die tägliche Reinigung eignet sich viel klares Wasser. Ist das verfügbare Leitungswasser zu hart oder chemisch so belastet, dass die Haut es nicht verträgt, davon schuppig oder trocken wird, lohnt es, Regenwasser aufzufangen oder verschiedene stille Mineralwässer für die Gesichtsreinigung auszuprobieren. Gutes Wasser ist noch immer eines der besten Schönheitsmittel.

B

Einmal wöchentlich empfiehlt es sich, mit einem Gesichts- und Körperpeeling mit gemahlenen Olivenkernen in Reinigungscreme die losen Hautschuppen zu entfernen. Danach ist die Haut glatt und klar, Nährstoffe können besser wirken.

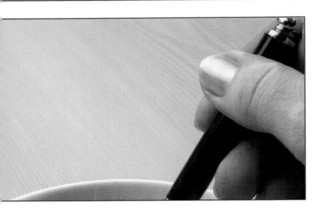

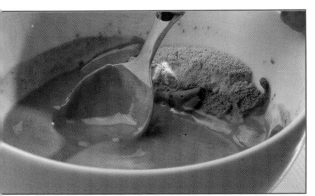

C

Bei unreiner und großporiger Haut empfiehlt sich, zweimal wöchentlich eine Kompressenkur zu machen. Durch die „Osmose-Wirkung" des Salzwassers werden Giftstoffe aus der Haut gezogen und Entzündungen abgebaut.

Ein Liter heißes Wasser wird mit zwei gehäuften EL Totes-Meer-Salz verrührt. Das Wasser wird warm gehalten. Mit einem zusammengefalteten Tuch Kompressen auf das Gesicht legen, immer wieder erneuern. Dabei Atemweg und Augen aussparen. Danach mit reichlich lauwarmem Wasser abwaschen. Mit Hamamelis-Wasser oder einem anderem heilenden Gesichtswasser betupfen. Dann Nährcreme auftragen.

D

Wer Wasser nicht verträgt, verwendet eine milde Reinigungsmilch.

Nähren und Regenerieren

Einmal wöchentlich oder öfter sollte der Gesichtshaut nach der Reinigung eine Regenerationspackung gegönnt werden. Dazu gibt es eine Reihe von überaus wirksamen Rezepten aus der Natur.

A

Zwei leicht gehäufte TL Heilerde, 1 gestrichenen TL gemahlene Algen (Agar Agar), 1 Eigelb, 1 TL Olivenöl verrühren, mit breitem Pinsel auftragen. 20 Minuten einwirken lassen, danach mit nassen Händen befeuchten und leicht auf der Haut massieren (emulgieren). Mit viel warmem Wasser abwaschen.

Einzigartige Regenerationswirkung, die bei regelmäßiger Anwendung nachhaltig verjüngend wirkt.

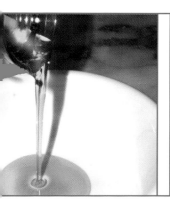
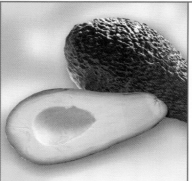
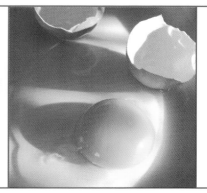

B

Ein Viertel einer reifen Avocado pürieren und mit 1 Eiweiß verrühren. Auftragen und nach 15 Minuten mit viel warmem Wasser abwaschen.
Macht die Haut zart und glatt.

C

Zum Reduzieren von Falten eignen sich Packungen, die der Zellregenerierung dienen, wie z.B. 1 EL Heilerde, 1 EL Beinwellfrischsaft aus dem Blatt, Inhalt einer Kapsel Vitamin E, 1 TL Süßmandelöl (oder Olivenöl). Mischung mit breitem Pinsel auftragen, nach 20 Minuten mit viel warmem Wasser abwaschen. Creme mit Vitamin E und A auftragen (statt Beinwellsaft kann auch Aloe Vera oder notfalls Gurkensaft Verwendung finden).
Versorgt die Haut mit wichtigen Nährstoffen und erneuert Zellen.

D

Zum Straffen eignet sich eine Mischung von 1 Eiweiß und 2 EL Zitronensaft. Mit Küchenstab schaumig schlagen. Auftragen und nach 15 Minuten mit viel warmem Wasser abwaschen, dann eincremen. Empfehlung: vor dem Ausgehen anwenden, da die Haut für Stunden faltenfrei bleibt. Ansonsten alle 14 Tage anwenden, da der Hautstoffwechsel optimal angeregt wird.
Sichtbar straffende Wirkung. Kann öfter angewandt werden, da gleichzeitig guter Hautschutz.

E

Als Gesichtswasser eignet sich Zinnkrautttee, es verhilft zu einem feinen Hautbild.

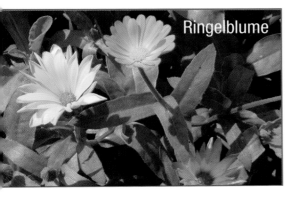

Ringelblume

Die Haut soll glatt sein und jung

Die Haut ist unser Kleid und für andere Menschen unsere Visitenkarte. Sie sagt viel über uns. So drücken sich viele Krankheitsbilder über das Organ Haut aus.
Es gibt viele Möglichkeiten, die Haut zu heilen und zu pflegen. Dies jedoch immer in Verbindung mit Entschlackung und Regeneration. Deshalb habe ich für dich die wichtigsten Kräuter aufgelistet, die zum Teil von innen, zum Teil äußerlich wirken.

Die Heilkraft der Natur

Wirkung	Heilkraut	Rezept	Anwendung
Diese drei helfen hervorragend bei Hautunreinheiten und Akne	**Ackerstief-mütterchen**	Tee	trinken und/oder Hautwaschungen
	Malve	Frische Blätter und Blüten	walken und aufbringen oder auspressen und mit Frischsaft einstreichen
	Ringelblume (Calendula)	Tinktur	auftupfen
		Salbe	auftragen
		Öl	für Bad oder Einreibung
Hilfe gegen vorzeitige Faltenbildung, glätten und verfeinern das Hautbild	**Zinnkraut**	Tee	trinken und/oder Hautwaschungen
	Malve	Tinkturen	verdünnt auftupfen
		Frischsaft	aufklopfen oder einmassieren
Hilfe gegen Herpes	**Breitwegerich**	Tinktur	verdünnt auftragen
		Frische Blätter	walken und auf die betroffene Stelle „kleben"
Hilfe gegen Warzen	**Schöllkraut**	Frischsaft	auftupfen
	Fetthenne	Frischsaft	auftupfen
	Ringelblume (Calendula)	Öl Salbe Frischsaft	auftupfen
Erprobte Mittel gegen Krampfadern	**Rosskastanie**	Brei aus Samenpulver	Umschläge, Kompressen Samenpulver aus Apotheke oder Reformhaus mit wenig Wasser aufkochen, zu einem Brei verrühren
	Steinklee	Salbe	auftragen

Wirkung	Heilkraut	Rezept	Anwendung
Wirkt fabelhaft gegen Fußpilz und Nagelpilz	**Beinwell**	Frischpflanze: Wurzel oder Blatt	frisch mit Pflaster fixieren
		Salbe	eincremen auftupfen
	Zinnkraut (Acker-schachtelhalm)	Tee	trinken
		Abkochung	Waschungen/Fußbad
Hilfe für die Kopfhaut bei Schuppen, Jucken, verbessern die Qualität der Haare	**Brennnessel-wurzel**	Abkochung	mit Pipette auf Kopfhaut geben und einmassieren
		Tee	trinken
	Bockshorn-kleesamen	Absud	Kopf waschen
		Frische Keimlinge	zum Salat geben
	Zinnkraut (Acker-schachtelhalm)	Abkochung	mit Pipette auf Kopfhaut geben und einmassieren
		Tee	trinken
Hilfe bei Ekzemen, auch bei Neurodermitis	**Beinwell**	Salbe	eincremen
	Borretsch	Öl	auftupfen
	Ringelblume (Calendula)	Tee	Waschungen
		Frischpflanzensaft	auftupfen
		Salbe	eincremen

Wichtig: Bei schweren Erkrankungen oder chronischen Krankheiten muss vor der Einnahme jedes Mittels, auch bei Kräutern, der Arzt nach der Unbedenklichkeit gefragt werden

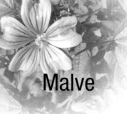

Malve

Borretsch

Liste der Heilkräuter und -pflanzen

dieses Buches

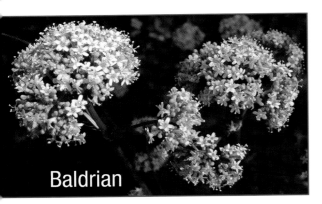

Baldrian

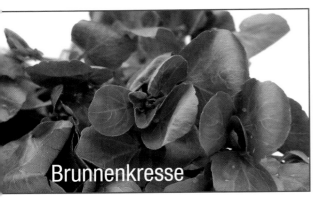

Brunnenkresse

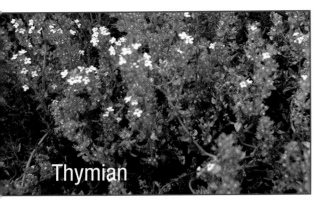

Thymian

Das Methusalemkomplott

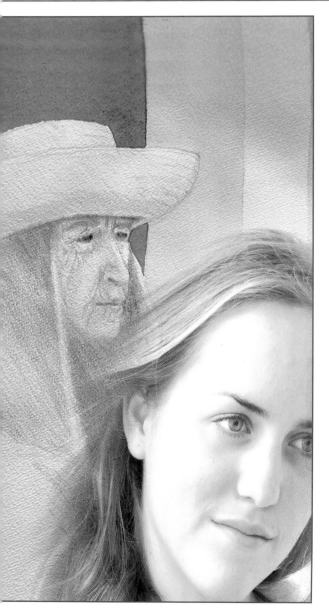

Dieses Buch des Autors Frank Schirrmacher hat für reichlich Aufsehen gesorgt, obwohl es sich ja nun schon seit Jahren herumgesprochen hat, dass die Menschen heutzutage ein beachtliches Alter erreichen können. Nur – muss es gleich sooo alt sein?

Schirrmacher verheißt (durch Studien belegt), dass jedes zweite der heutigen jungen Mädchen damit rechnen kann 100 Jahre alt zu werden und jeder zweite Junge 95 Jahre.

Eine grausige Vorstellung? Ein Volk von pflegebedürftigen, demenzkranken Greisen?

Ach Unsinn! Eine solche Horrorvision greift doch nur, wenn die Menschen darauf bestehen, ihr unnatürliches Wohlstandsleben ohne Abstriche weiterzuführen.

Eine intelligente Gesundheitsplanung ist das klügste Zukunftsmanagement überhaupt.

Wer sich vernünftig ernährt und regelmäßig ein kleines Bewegungstraining absolviert, und wer die Apotheke der Natur für seine Alltagsbeschwerden nutzt, legt den Grundstein für eine stabile Gesundheit und geistige Frische bis zum letzten Atemzug.

Und damit kann nicht früh genug begonnen werden. Und keineswegs muss man bis zum Alter warten, bis die Ernte für das Bemühen eingefahren werden kann.

Nein, gleich jetzt, nach einer einzigen Woche ist zu spüren, wie dankbar der Organismus auf Entlastung durch naturgemäßes Leben reagiert. Versorgen Sie ihn also durch möglichst gute, unbelastete Lebensmittel und stärken Sie Ihre Gesundheit mit Hilfe der Kräuter, die direkt vor

Ihrer Tür wachsen, die oftmals so unscheinbar sind, aber mächtige Heilwirkung haben.

Die wichtigsten Ratschläge aus unserem Erfahrungsschatz haben wir für Sie in diesem Buch aufgeschrieben.
Wir sind sicher, dass Sie einen guten Nutzen daraus ziehen können, und wünschen Ihnen die Erkenntnis, dass gesunde Ernährung superlecker schmeckt und dass Kräutertees mit ihrem Duft Ihr Wohlergehen parfümieren können.

Viel Freude bei der Anwendung wünschen Ihnen

Ihre
Ingrid Schlieske,
Ernährungsberaterin und Energie-Therapeutin

und

Hildegard Kita, Kräuterfrau

Alt wie Methusalem

Diese biblischen Worte aus dem 1. Buch Mose, Kapitel 5, Vers 25, werden zitiert, wenn ein Mensch außergewöhnlich alt ist. Dabei erreichte kein Mensch auch nur annähernd das Alter von Methusalem, das nach Überlieferungen angeblich 969 Jahre gezählt haben soll.
Das allerdings könnte sich bald ändern, denn die Genforschung ist gerade dabei, das menschliche Erbgut zu entschlüsseln. Schon sprechen die Wissenschaftler von einem speziellen Eiweiß, das unsere Zellen am Altern hindern kann.
So scheint die Zeit nicht fern, da wir mehrere Jahrhunderte leben können.
Ob solch ein „Fortschritt" aber Segen oder Fluch ist, liegt ganz daran, wie die Spezies Mensch sich auf eine so lange Reise vorbereitet.
Das Thema Anti-Aging wird dennoch künftig von zentraler Bedeutung für vorausschauende Bürger sein.

Infos und Lieferantenhinweise

Lebenslinie Vegetarischer Versandservice

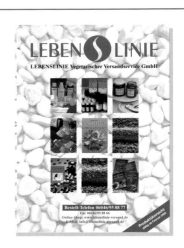

Dieser Vegetarische Versand hat sich auf den Vertrieb von Soja-Produkten spezialisiert: Es gibt z.B. Hack, Schnetzel, Ragout und Sojetten. Diese Soja-Fleisch-Varianten lassen sich herrlich zu fast allen Rezepten verarbeiten, für die sonst Fleisch verwendet wird. Als Trockenprodukte sind sie jedoch um ein Vielfaches preisgünstiger und eignen sich bestens zur Vorratshaltung.

Weiter werden angeboten: Tofu zum Braten, Bratwürstchen, verschiedene Bratlinge, Tofuaufstriche, Soja-Milch-Maschine, köstliche vegetarische Schmalzsorten, Birnendicksaft, Vollreismalz u.a. Der Versand führt auch Bücher, Heil-Edelsteine, ätherische Öle und Seifen.

Prospekt sendet: Lebenslinie Vegetarischer Versandservice GmbH, Tel.: 06046/958877, Fax: 06046/958866, E-Mail: info@lebenslinie-versand.de

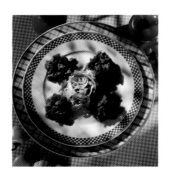

Trennkost-Seminare überall in Deutschland

Fast überall in Deutschland kann man an einem Trennkost-Seminar teilnehmen. Wer die Trennkost erlernen und praktizieren möchte, dem gibt die Schule für Fitneß und Ernährung eine Erfolgsgarantie (bei dauerhafter Anwendung des Konzeptes). Bei einem persönlichen und völlig kostenlosen Beratungsgespräch mit einer/einem der zuständigen SeminarleiterInnen, die ErnährungsberaterInnen für Trennkost, ErnährungswissenschaftlerInnen oder HeilpraktikerInnen sind, wird ermittelt, welche individuelle Teilnahmezeit für ein optimales Ergebnis erforderlich ist. Schließlich soll den TeilnehmerInnen dabei geholfen werden, für alle Zukunft vor dem so genannten Jo-Jo-Effekt sicher zu sein.

Die Schule für Fitneß und Ernährung GmbH informiert gern über eine Trennkostgruppe in Wohnnähe der Interessenten. Info sendet: Tel.: 06045/96240, Fax: 06045/962410

Meridian-Energie-Therapien

In schönem Seminarhaus im Vogelsberg (Hessen) finden regelmäßig Wochenend-Seminare zu alternativem Heilen zur
SELBSTHILFE
statt. Genau wie die Akupunktur und Akupressur eignen sich das *Japanische Heilströmen* und die *Meridian-Energie-Techniken (M.E.T.)* hervorragend zur Selbstanwendung. Das einfache Auflegen der Fingerspitzen auf bestimmte Energiepunkte stimuliert das Fließen des *Chi*. Das Heilströmen wirkt bevorzugt auf der körperlichen Ebene und M.E.T. im psychischen Bereich. Letztere Methode vermag durch Beklopfen Ängste, Phobien, Traumen, Einsamkeit, Enttäuschung, Trauer, Bitterkeit und andere Blockaden aufzulösen, sodass oftmals nach einer einzigen Sitzung Befreiung eintritt.

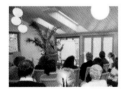

Basis-Kurse und Therapeutenausbildung durch Heilpraktiker-Seminar. Info unter Tel.: 06045/962730

Bücherbestellung bei Lebenslinie Vegetarischer Versandservice GmbH, Tel.: 06046/958877, Fax: 06046/958866,
E-Mail: info@lebenslinie-versand.de

Kräuterwissen

kann man an einem einzigen Wochenende erwerben. Kräuterfrau Hildegard Kita führt durch den Naturpark Hoher Vogelsberg. Dort wachsen noch seltene Heilkräuter, die es nirgends sonst gibt. Sie lernen, wie man daraus eine wirkungsvolle Medizin, Tee, Salben, Tinkturen und Aufgüsse bereitet. Überall, auch vor Ihrer Tür, am Wegesrand, in Wald

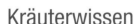

und Feld finden Sie die Wildkräuter, die Sie künftig für Ihre Gesundheit, für Ihr Aussehen, für Ihr Jungsein nutzen können. Kräuterfrau sendet Info: Tel.: 06045/962730
oder abends 06668/844
Internet: www.kraeuterfrau-hildegard.de

Weitere Wochenend-Kurse im Seminarhaus Hoher Vogelsberg sind: „Konstruktives Denken", „Erfolgstraining" u.a.m. Info unter Tel.: 06045/962730, E-Mail: info@seminarhaus-hv.de, Internet: www.seminarhaus-hv.de

Weitere Ernährungsbücher
von Ingrid Schlieske

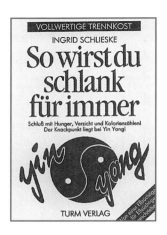

So wirst du schlank für immer
135 Seiten, ISBN 3-7999-0247-3

Welche Nahrung macht süchtig? – Die Autorin, nach eigener Aussage ein esssüchtiger Mensch, hat den „Knackpunkt" gefunden für das maßlose Essen. Dafür will sie den Beweis antreten. Mit ihrem Buch richtet sie ein echtes Hilfsangebot an alle Suchenden und Betroffenen. Frau Schlieske beschreibt in ihrem Buch ihre eigenen Erlebnisse und weckt bei ihren Lesern so manches Aha-Erlebnis. Der Weg, mit unzähligen Kurgästen und Seminarteilnehmern erprobt, führt zum Auffinden der Hintergründe und Ursachen falschen Essverhaltens sowie über die vollwertige Trennkost in eine „schlanke Zukunft" ohne Kalorienzählen.

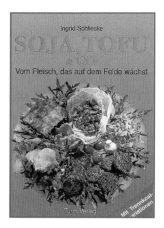

Soja, Tofu & Co – Vom Fleisch, das auf dem Felde wächst
231 Seiten, ISBN 3-7999-0257-0

Die Autorin: „Ich habe für dich gekocht. Meine vegetarisch-kulinarischen Gerichte werden dich begeistern. Fleischlos leben hat mit Verzicht auf Genuss rein gar nichts zu tun. Ich gebe gerne zu, dass mir in den ersten vegetarischen Jahren der Fleischverzehr gefehlt hat. Und wie! Dabei vermisste ich das Fleisch nicht nur seines Geschmackes wegen, sondern besonders als Sattmacher bei meinen Mahlzeiten. Dafür speise ich heute so vielseitig und so köstlich wie noch nie. Und von Hunger kann keine Rede mehr sein. Es gehören nunmehr nahezu alle Rezepte, die ich lange Zeit so sehr vermisst hatte, ganz selbstverständlich zu meinem Speiseplan. Kohlrouladen, Bouletten, Sahnegeschnetzeltes, Gulasch und vieles andere kann ich jetzt so zubereiten, dass Familie und Freunde nicht ahnen, dass ich ihnen „Fleisch vom Felde" serviere.

Ich habe nun für dich Rezepte aufgeschrieben, die ich allesamt persönlich ausprobiert habe und die dir leicht gelingen werden. Viele davon lassen sich ruck, zuck auf den Tisch bringen. Für Trennköstler enthält jedes Rezept einen Trennkost-Tipp.
Lass es dir so richtig gut schmecken!"

Kochbuch zur Trennkost

192 Seiten, ISBN 3-7999-0237-6

Die Autorin: „Ich habe für dich dieses Buch geschrieben, damit du wieder unbefangen essen kannst. Sorgen um die schlanke Linie? Vergiss es! In wenigen Wochen bist du ein neuer Mensch. Nur dadurch, dass du deine Nahrung ein wenig anders miteinander kombinierst. In diesem Kochbuch findest du über 300 Rezepte für jede Gelegenheit, darunter auch eine große Anzahl vegetarischer Vorschläge."

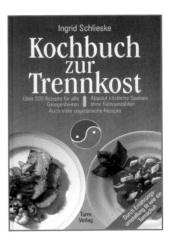

Backbuch zur Trennkost

208 Seiten, ISBN 3-7999-0251-1

Dieses Buch beweist, dass Trennkost nichts mit Verzicht und Entbehrungen zu tun hat. Vielmehr mit Genuss und Freude an schönem Essen. Die Autorin verhehlt jedoch nicht, dass die süßen Genüsse Krönung und nicht täglicher Bestandteil der gesunden Mahlzeiten sind. Wie vielseitig die Trennkost auch beim Backen ist, zeigen die Rezepte. So süß und üppig, so köstlich, fruchtig und cremig, wie die herrlichen Bilder es zeigen. Dabei ist die Herstellung von Kuchen, Torten, Keksen, Brot und Brötchen so simpel, dass alles leicht gelingt. Kein Konditor übernahm die Gestaltung der Bildvorlagen. Jedes einzelne Gebäck wurde vom Trennkost-Team zusammengestellt und ist ebenso leicht nachvollziehbar.

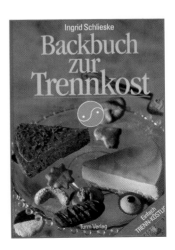

Die Bücher der Autorin sind erhältlich beim Turm Verlag, Postfach 1851, 74308 Bietigheim oder im Buchhandel

Stichwortverzeichnis

Bücher für Ihre Gesundheit
aus dem Turm Verlag

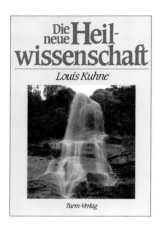

Die neue Heilwissenschaft

Louis Kuhne, 336 Seiten, ISBN 3-7999-0084-5

Kuhne war ein Naturheilpionier und ein erfolgreicher Praktiker. In der Unterstützung der Selbstheilkraft sah Louis Kuhne die wichtigste Aufgabe der Krankenbehandlung. In gezielter Kaltwasseranwendung und richtiger Ernährung lag der Schlüssel seines Erfolges. Besonders das Reibesitzbad und das Rumpfreibebad sind heute noch unübertroffen. So wird das Heilbestreben des Körpers in genialer Weise unterstützt. Die glänzenden Heilerfolge Kuhnes bestätigen seine Heilweise.

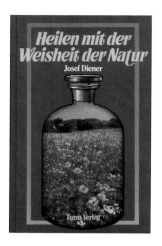

Heilen mit der Weisheit der Natur

Josef Diener, 232 Seiten, ISBN 3-7999-0225-2

Es gab immer den Arzt von großem Format, schon zu einer Zeit, als es noch keine Universitäten gab. Ihre Universität war die Natur selbst, und sie heilten mit der Weisheit der Natur. In dem Heilpraktiker Josef Diener begegnen wir einem solchen Mann, dem die Natur die Gnade des großen Arztes verliehen hat. Die Heilungsberichte in diesem Buch bestätigen dies in geradezu überwältigendem Maß. Nicht zuletzt soll das Buch dem Leser allgemein veranschaulichen, wie einfach das Gesundbleiben und das Gesundwerden sein kann.

Selbstheilung durch Entgiften – Wirksame Tipps
für Gesundheit und Lebensfreude bis ins hohe Alter
Dr. Günter Harnisch, 184 Seiten, ISBN 3-7999-0268-6

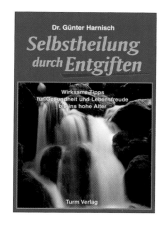

Gesundheit und Lebensfreude bis ins hohe Alter – das sind nicht
nur Wunschträume, sondern konkrete Lebensziele. Sie zu erreichen, kann ein spannender Weg sein.
Dieses Buch stellt eine Fülle erfolgreich erprobter Möglichkeiten vor, wie sich Gesundheit über den Körper, über den Geist und
über die Seele erreichen lässt. Kräuter spielen dabei eine wichtige Rolle, aber auch energetische Übungen, die Kraft des Wassers, Veränderungen in der Ernährung ebenso wie im Denken.
Wenn wir unsere Lebensenergie stärken, erhöhen wir zugleich
die Abwehrkraft gegen alle möglichen Krankheiten.

Die Ölzieh-Therapie – Eine ungewöhnlich wirksame
Naturheilmethode zur Selbstbehandlung
Dr. Günter Harnisch, 136 Seiten, ISBN 3-7999-0261-9

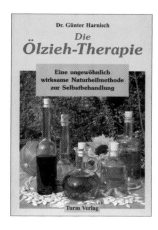

1991 hielt ein bei uns bis dahin unbekannter russischer Arzt einen Vortrag auf dem Ärztekongress des Ukrainischen Verbandes
der Bakteriologen in der früheren UDSSR. Dr. Karach, so hieß
dieser Arzt, sprach über ein altes, harmloses Volksheilmittel aus
seiner ukrainischen Heimat: das Ölziehen.
Die Ärztin Dr. Veronica Carstens veröffentlichte den Vortrag des
russischen Referenten in ihrer Zeitschrift Natur & Heilen. Und
die Leserinnen und Leser horchten auf. Ärzte, Heilpraktiker, an
alternativen Heilmethoden Interessierte – sie alle begannen sich
bei uns für das Mundspülen mit Sonnenblumenöl zu interessieren. In Windeseile verbreitete sich das Wissen auf eine für unsere
westliche Kultur untypische Weise: einfach durch Erzählen über
den Erfolg dieser Heilmethode.

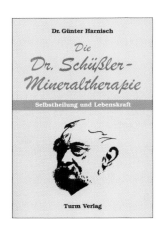

Die Dr. Schüßler-Mineraltherapie

Dr. Günter Harnisch, 160 Seiten, ISBN 3-7999-0240-6

Die Dr.-Schüßler-Therapie arbeitet mit Mineralien, die im Organismus der Pflanzen, Tiere und Menschen in äußerst geringen Mengen vorkommen. In der ganzheitlichen Medizin gewinnt das Verständnis dieser Spurenelemente immer mehr an Bedeutung. Doch schon die großen Heiler der Vergangenheit wussten um die Heilwirkung dieser Bioelemente. Die Dr.-Schüßler-Therapie ist äußerst heilwirksam und zugleich einfach anzuwenden. Sie gibt dem Heilungssuchenden ein Stück Verantwortung für seine Gesundheit zurück. Mit Hilfe dieses Buchs kann er das für seine Heilung richtige Mineral herausfinden und anwenden.

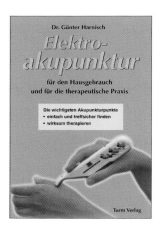

Elektroakupunktur für den Hausgebrauch und für die therapeutische Praxis

Dr. Günter Harnisch, 168 Seiten, ISBN 3-7999-0266-X

Seit Jahrtausenden hat sich die Akupunktur in China bewährt. Sie lässt sich sehr erfolgreich bei einer Vielzahl von Krankheiten einsetzen. Einfache, preiswerte elektronische Geräte ermöglichen es heute, die richtigen Akupunkturpunkte problemlos aufzufinden. Niedrig dosierte Reizströme regen erfolgreich den körpereigenen Energiefluss an und lösen Blockaden auf. Der Autor beschreibt die Möglichkeiten der Elektroakupunktur. Im Abschnitt „Lexikon der Selbstheilung" erhält der Leser dann konkrete Behandlungsvorschläge, die sich mit Hilfe des Abbildungsteils leicht umsetzen lassen.

Rechtes Sehen ohne Brille

Dr. med. W. H. Bates, 232 Seiten, ISBN 3-87683-171-7
In diesem Buch lehrt der Augenarzt Dr. Bates, wie man vorbeugend seine normale Sehfähigkeit bis ins hohe Alter erhält und – für den Fehlsichtigen – wie man sie spielerisch wiedergewinnt. Seine Methode besteht in der Reaktivierung der Zusammenarbeit von Auge und Gehirn. Daraus resultiert eine Sehtechnik, die sich mühelos und mit Spaß praktizieren lässt, weil sie ganz auf den natürlichen Voraussetzungen beruht.

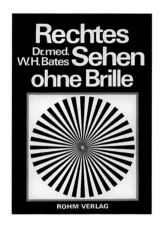

Der atmende Mensch

Lösungs- und Atemtherapie in Ruhe und Bewegung
in Gesundheit und Erkrankung im Handeln und im Meditieren
Alice Schaarschuch, 111 Seiten, ISBN 3-7999-0185-X
„Es würde alles besser gehen, wenn die Leute besser atmeten. Das heißt, wenn sie wieder ‚zu Atem kämen‘ und zu Ruhe und innerer Ordnung fänden, angstlos aus der eigenen Mitte, aus dem eigentlichen, wahrhaftigen Wesen wieder zu leben lernten."
Das Wissen um die Einheit von Geist, Seele und Leib war der Grundgedanke der Lehrweise dieser bedeutenden Therapeutin und führte sie zu einer ganzheitlichen Atemtherapie, wie wir sie heute dringend benötigen.

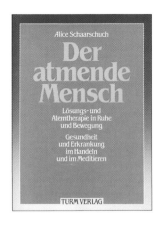

Gerne senden wir Ihnen unseren kostenlosen Buchkatalog:
Turm Verlag • Hindenburgstrasse 5 • D-74321 Bietigheim-Bissingen
Telefon: 07142-940843 • Telefax: 07142-940844 • eMail: info@turm-verlag.de